Autor

Hannes Prœller – Apotheker
Rosenapotheke
Ludwigstraße 3
86316 Friedberg

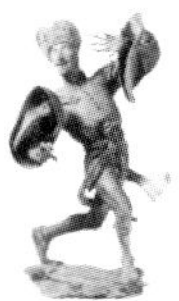

Erasmus Grasser-Verlag GmbH
Bachtal 6
86978 Hohenfurch
www.edition-insole.de

1. Auflage 2007

ISBN 978-3-925967-33-7

1. Ziel dieses Therapiehandbuchs & wichtiger Hinweis

Vor dem Hintergrund der therapeutischen Anweisungen Bernus´ hat der Autor, in sorgfältiger Zusammenarbeit mit erfahrenen Therapeuten, die seit Jahrzehnten praktizierte Verordnung der spagyrischen Heilmittel des Laboratoriums Soluna — der SOLUNATE — zusammengefaßt.

Diese Zusammenfassung ist kein Patentrezept sondern ein Wegweiser für einen erfahrungsgemäß effektiven Einsatz der SOLUNATE. Dazu Lazzeroni:
»Sie [die folgenden Therapieempfehlungen] entbinden den Therapeuten, der sich dieser Heilmittel bedienen möchte, allerdings nicht der Pflicht, sich selbst dem Charakter jedes einzelnen Mittels mit Gedanken und Gefühl zu widmen und daraus für jeden Patienten die jeweils erforderliche Konsequenz zu ziehen. Daß dies mit einem überaus positiven und unerwartet raschen und deutlichen Ergebnis verbunden sein kann, haben die spagyrischen Heilmittel bewiesen. Dieser Beweis ist es, der uns dazu bewegt, diese Informationsschrift zu veröffentlichen. (...) Die Therapie mit den SOLUNATEN verlangt ein aufmerksames Eingehen auf die individuelle physisch-psychische Situation jedes Kranken sowie die Beobachtung seiner Reaktion. Denn der Kranke gibt Antwort. Und die Antwort des Kranken zeigt die Richtigkeit oder den Irrtum unserer Vermutung an, sie weist auch auf die weitere Wahl der Mittel und deren Dosierung hin«.[1]

Das Handbuch wendet sich an medizinische Fachkreise; die Anwendung erfolgt auf eigene Verantwortung. Die Verschreibung der SOLUNATE ist an das aktuelle Kompendium für Fachkreise des Laboratoriums Soluna gebunden:
Laboratorium Soluna Heilmittel GmbH, Artur-Prœller-Straße 9, 86609 Donauwörth, Tel. 09 06/ 70 60 60, Fax 09 06/ 70 60 678, www.soluna.de und info@soluna.de.

2. Soluna-Heilmittelsystem & Bezug der SOLUNATE

Das **SOLUNA-Heilmittelsystem** umfasst 28 spagyrische Heilmittel nach Alexander von Bernus — die SOLUNATE:

- **21 Urtinkturen** zum innerlichen Gebrauch: SOLUNAT Nr. 1 ... SOLUNAT Nr. 22.

- **2 Pulver** zum innerlichen Gebrauch: Nr. 23 Strumatik II und Nr. 24 Ulcussan.

- **3 Salben** zum äußerlichen Gebrauch: Nr. 25 Azinat-Salbe, Nr. 26 Alcangrol-Salbe und Nr. 27 Struma-Salbe.

- **2 Ölmischungen** zum äußerlichen Gebrauch: Nr. 28 Ätherische Essenz I und Nr. 29 Ätherische Essenz II.

- Die SOLUNATE werden durch die von Lazzeroni und Dr. Uecker entwickelte spagyrische Eigenbluttherapie **Nr. 30 Kombi-Set** ergänzt.

Die SOLUNATE-Urtinkturen, die SOLUNATE-Ölmischungen und Nr. 30 Kombi-Set können in jeder deutschen Apotheke, unter Angabe ihrer jeweiligen Pharma-Zentral-Nummer (PZN), bezogen werden.

Die beiden SOLUNATE-Pulver sowie die drei SOLUNATE-Salben sind seit Juli 2003 außer Handel. Die Rosenapotheke in Friedberg hat Erfahrung in der traditionellen Zubereitung dieser Rezepturen:
Rosenapotheke Friedberg, Ludwigstraße 3, 86316 Friedberg, Tel. 08 21/34 32 990, Fax 08 21/34 32 991, www.rosenapo24.de und info@rosenapo24.de.

Entsprechend der Spagyrik Bernus´ hat das Laboratorium Soluna eine konsequente Naturkosmetik entwickelt: **Die LUNASOL-Kosmetik**.
Die LUNASOL-Hautpflege kann direkt beim Laboratorium Soluna bestellt werden:
Laboratorium Soluna Heilmittel GmbH, Artur-Prœller-Straße 9, 86609 Donauwörth, Tel. 09 06/70 60 620, Fax 09 06/70 60 678, Shop: www.lunasol.de und info@lunasol.de.

3. SOLUNATE-Namen

Bernus hat die SOLUNATE-Namen entsprechend ihrem Wirkungskreis ausgewählt und in alphabetischer Reihenfolge durchnummeriert: Nr. 1 Alcangrol, Nr. 2 Aquavit, Nr. 3 Azinat, Nr. 4 Cerebretik, Nr. 5 Cordiak ...

Heute sind die SOLUNATE-Urtinkturen registrierte homöopathische Arzneimittel der spagyrischen Therapierichtung. Aus diesem Grund mussten die von ihrem Wirkkreis abgeleiteten Namen aufgegeben werden; die Nummern werden weitergeführt. Aus Nr. 5 Cordiak wurde SOLUNAT Nr. 5 ...

Die von Bernus gewählten SOLUNATE-Namen vereinfachen die Verordnung und sind Teil der spagyrischen Tradition Bernus´. Daher werden die ursprünglichen Namen der SOLUNATE-Urtinkturen – in einem Grauton – mitaufgeführt: SOLUNAT Nr. 1 Alcangrol, SOLUNAT Nr. 2 Aquavit, SOLUNAT Nr. 3 Azinat, SOLUNAT Nr. 4 Cerebretik ...

4. SOLUNATE-Charakteristik

SOLUNAT Nr. 1 Alcangrol

Naturheilkundliche Anwendung

Funktionsbezug:

- Zur Regulation des Stoffwechsels und
- des in seiner Natur gestörten Gewebes; v.a. auch im Sinne einer begleitenden Therapie.[2]

Bernus zur Therapieanwendung:

»Stoffwechselerkrankungen, Geschwüre und Geschwülste.«[3]

Dosierung

Erfahrungsgemäß 2–3 x täglich 3–15 Tropfen.

Im Rahmen einer individuellen Therapie kann es erforderlich sein, die Dosis schrittweise auf bis zu 3 x täglich 35 Tropfen zu erhöhen. Bernus empfiehlt die Gabe in Wasser oder Zinnkrauttee[4].

Rezeptur

Spagyrische Komplexurtinktur nach Bernus
durch Extraktion von:

- Hamamelisblätter
- Lärchenschwamm
- Mistelkraut
- Ringelblumenblüten
- Waldrebenkraut

im Extraktionsmedium bestehend aus:

- Destillat aus wässrig-ethanolischem Mazerationsrückstand des Vorzyklus und gereinigtem Wasser
- Schierlingkraut D4
  aus spagyrischer Urtinktur nach Bernus
- Ethanol 96%

SOLUNAT Nr. 2 Aquavit

Naturheilkundliche Anwendung

Funktionsbezug:

- Körperliches „Lebenselixier“ bzw. Tonikum durch:
  Aktivierung der Magen-Darm-Funktion,
  Aktivierung des Sexualtriebs,
  Beruhigung/ Entspannung des Zentralnervensystems und
  Regulation und Entlastung des Atmungssystems.

Organbezug:

- Akute, nicht-entzündliche Magen-Darm-Erkrankungen (Nebenmittel von SOLUNAT Nr. 19 Stomachik I).[5]

Bernus zur Therapieanwendung:

»Körperliche Schwächezustände, Magen- und Darmerkrankungen nicht entzündlicher Art. Tonikum. Bei Alterserscheinungen und Rekonvaleszenz. Stark positiv wirkend.«[6]

Dosierung

Erfahrungsgemäß 2–4 x täglich 5–10 Tropfen.

Im Rahmen einer rhythmisierenden Therapie morgens und mittags.

Rezeptur

Spagyrische Komplexurtinktur nach Bernus durch Extraktion von:

- Angelikawurzel
- Anis
- Chinarinde
- Colasamen
- Dostenkraut
- Galgantwurzel
- Ingwerwurzelstock
- Johanniskraut
- Korianderfrüchte
- Kubebenfrüchte
- Kümmel
- Lavendelblüten
- Majorankraut
- Meisterwurzwurzelstock
- Melissenblätter
- Muskatsamen
- Pfefferfrüchte, schwarz
- Pfefferfrüchte, weiß
- Rosmarinblätter
- Salbeiblätter
- Tausendgüldenkraut
- Wacholderbeeren
- Ysopkraut
- Zimtrinde

im Extraktionsmedium bestehend aus:

- Destillat aus wässrig-ethanolischem Mazerationsrückstand des Vorzyklus und gereinigtem Wasser
- Goldchloridlösung D2
- Ethanol 96%

SOLUNAT Nr. 3 Azinat

Naturheilkundliche Anwendung

Funktionsbezug:

- Bei allen entzündlichen Prozessen – v.a. das Atmungs-, Drüsen- und Hautsystem stehen unter seiner „Heilgewalt“ und
- zur Stärkung des Immunsystems.[7]

Bernus zur Therapieanwendung:

»Nr. 3 Azinat – im Arabischen heißt Antimonerz „Azinat“ – ist gewissermaßen das Grundmittel des Soluna-Arzneimittelsystems, denn es stellt eine Kombination der aufeinander abgestimmten arzneilich mächtigsten Metalle und Mineralien teils in colloidalem Zustand, teils in spagyrischer Aufschließung dar. Nr. 3 Azinat empfiehlt sich bei allen einschlägigen akuten und epidemischen Erkrankungen. – Es ist vor allem indiziert bei: Grippe mit ihren Folgeerscheinungen, Pleuritis, Angina und allen fieberhaften Zuständen. Ferner bei Gelenkrheumatismus. Atmungs-, Drüsen- und Hautsystem stehen besonders unter seiner Heilgewalt.«[8]

Dosierung

Erfahrungsgemäß 3–4 x täglich 4–8 Tropfen.

Bei akuten Erkrankungen täglich 20–30 Tropfen. Bernus empfiehlt die Gabe in Wasser oder Schafgarben- oder Zinnkrauttee[9].

Rezeptur

Spagyrische Mischung nach Bernus
enthält:

- Spagyrisches Antimondestillat A nach Bernus über Antimon (III)-sulfid und Natriumnitrat in gereinigtem Wasser
- Spagyrisches Antimondestillat B nach Bernus über Antimon (III)-sulfid in Ethanol 96%
- Brechweinsteinlösung D3
- Kieselsäurelösung D6
- Wasser, gereinigt

SOLUNAT Nr. 4 Cerebretik

Naturheilkundliche Anwendung

Funktionsbezug:

- Zur Sedierung von Seele und Geist, des Zentralnervensystems und des „Sonnengeflechts“ und
- zur Entkrampfung.[10]

Bernus zur Therapieanwendung:

»Zentralnervensystem, Nervinum remedium. – Krampfhafte Zustände. – Im Übrigen ist der Wirkungskreis von Nr. 4 Cerebretik – ein rein lunares Mittel – entsprechend demjenigen, der in der homöopathischen Arzneimittellehre dem Silber zugeschrieben wird.«[11]

Dosierung

Erfahrungsgemäß 2–4 x täglich 4–8 Tropfen.

Im Rahmen einer rhythmisierenden Therapie abends und vor dem Schlafen. Bernus empfiehlt die Gabe in Wasser[12].

Rezeptur

Spagyrische Mischung nach Bernus
enthält:

- Silber, kolloidal
- Silbercitrat
- Tabakblätter D4
  aus spagyrischer Urtinktur nach Bernus
- Ethanol 96%
- Wasser, gereinigt

SOLUNAT Nr. 5 Cordiak

Naturheilkundliche Anwendung

Organbezug:

- Zur Kräftigung und Regulation des körperlichen und ätherischen Herzens und
- bei Herz-Kreislauf-Störungen.[13]

Bernus zur Therapieanwendung:

»Nr. 5 Cordiak ist das Spezialmittel bei allen akuten und chronischen Erkrankungen des Herzens, insbesondere bei Herzinsuffizienz. – Nr. 5 Cordiak ist aber nicht nur indiziert bei den reinen Organerkrankungen des Herzens, sondern auch bei allen sog. consensuellen Erscheinungen im Sinne Rademachers, als da sind: sog. Herzasthma, Herzaffektionen infolge von Gelenkrheumatismus, Herzneurose, usw. Kurzum: alle Zustände des Herzens unterliegen der Heilgewalt von Nr. 5 Cordiak, wobei Nr. 17 Sanguisol, das gleichfalls ein solares Mittel ist, grundsätzlich und in allen einschlägigen Fällen mitzuverordnen ist.«[14]

Dosierung

Erfahrungsgemäß 2–3 x täglich 4–8 Tropfen.

Bernus empfiehlt die Gabe in Wasser oder Melissentee[15].

Rezeptur

Spagyrische Komplexurtinktur nach Bernus
durch Extraktion von:

- Herzgespannkraut
- Johanniskraut
- Melissenblätter
- Rosenblütenblätter
- Rosmarinblätter
- Weißdornblätter mit -blüten
- Weißdornfrüchte
- Wiesenknopfkraut

im Extraktionsmedium bestehend aus:

- Destillat aus wässrig-ethanolischem Mazerationsrückstand des Vorzyklus und gereinigtem Wasser
- Goldchloridlösung D2
- Ethanol 96%

SOLUNAT Nr. 6 Dyscrasin

Naturheilkundlicher Hintergrund

Die Humoralpathologie betrachtet die Gesundheit als „Gleichgewicht der Körpersäfte" von Blut, Schleim, gelber und schwarzer Galle. Durch eine ungesunde Lebensweise, eine gestörte Funktion des Stoffwechsels und Organleiden können die im Körper angesammelten Schlackenstoffe nicht mehr ausgeschieden werden. Die Schlackenstoffe stören als „Dyscrasie" das „Säftegleichgewicht".

Naturheilkundliche Anwendung

Funktionsbezug:

- Abbau dyscratischer Störungen des „Körpersäfteflusses" (Organentgiftung),
- zur Ausleitung über die Haut und
- zur Regulation der Hautfunktion.[16]

Bernus zur Therapieanwendung:

»Dyscratische Erscheinungen, Säftestörungen, Ausschläge. Psoriasis in ihren verschiedenen Erscheinungsformen ist ein wesentlicher Heilkomplex von Nr. 6 Dyscrasin; desgleichen Ekzeme. Alle vesikulösen und pustulösen Hauterkrankungen haben in Nr. 6 Dyscrasin ein wirkungsvolles Spezifikum.«[17]

Dosierung

Erfahrungsgemäß 2–3 x täglich 5–10 Tropfen.

Bernus empfiehlt die Gabe in Wasser, Wein oder auf Würfelzucker[18].

Rezeptur

Spagyrische Mischung nach Bernus
enthält:

- Spagyrisches Antimondestillat B nach Bernus über Antimon (III)-sulfid in Ethanol 96%
- Antimonjodid D4
- Ethanol 96%

SOLUNAT Nr. 7 Epidemik

Naturheilkundliche Anwendung

Funktionsbezug:

- Zur Regulation der Körpertemperatur – Fieber.[19]

Bernus zur Therapieanwendung:

»Großes Fiebergegenmittel.«[20]

Dosierung

Erfahrungsgemäß 2–3 x täglich 10–15 Tropfen.

Bernus empfiehlt die Gabe in Wasser[21].

Rezeptur

Spagyrische Mischung nach Bernus
enthält:

- Spagyrisches Antimondestillat A nach Bernus
  über Antimon (III)-sulfid und Natriumnitrat in gereinigtem Wasser
- Spagyrisches Antimondestillat B nach Bernus
  über Antimon (III)-sulfid in Ethanol 96%
- Brechweinsteinlösung D3
- Kieselsäurelösung D6
- Wasser, gereinigt

SOLUNAT Nr. 8 Hepatik

Naturheilkundliche Anwendung

Organbezug:

- Erkrankungen der Leber und Gallenblase und
- zur Ausleitung und Entgiftung über die Leber.[22]

Bernus zur Therapieanwendung:

»Spezialmittel gegen alle Erkrankungen von Leber und Gallenblase; auch bei Gallensteinen. — Entzündung im Gallensystem.«[23]

Dosierung

Erfahrungsgemäß 2–3 x täglich 5–15 Tropfen.

Bernus empfiehlt die Gabe in Wasser oder Wegwartentee[24].

Rezeptur

Spagyrische Komplexurtinktur nach Bernus
durch Extraktion von:

- Ackergauchheilkraut
- Aloe
- Bitterholz
- Leberblümchenkraut
- Löwenzahnkraut mit -wurzel
- Mariendistelfrüchte
- Odermennigkraut
- Wegwartenkraut
- Wegwartenwurzel

im Extraktionsmedium bestehend aus:

- Destillat aus wässrig-ethanolischem Mazerationsrückstand des Vorzyklus und gereinigtem Wasser
- Schöllkraut und -wurzel D4 aus spagyrischer Urtinktur nach Bernus
- Zinkacetat
- Ethanol 96%

SOLUNAT Nr. 9 Lymphatik

Naturheilkundliche Anwendung

Organbezug:

- Bei Erkrankungen des Drüsensystems (besonders des Lymphsystems),
- bei Stoffwechselstörungen (Nebenmittel von SOLUNAT Nr. 1 Alcangrol) und
- zur Ausleitung und Entgiftung über das Drüsensystem.[25]

Bernus zur Therapieanwendung:

»Erkrankungen des Drüsensystems (Lymphdrüsen), Hautkrankheiten, Stoffwechselstörungen. Stark ausscheidend. — Nebenmittel bei allen Erkrankungen, bei denen Nr. 1 Alcangrol indiziert ist.«[26]

Dosierung

Erfahrungsgemäß 2–3 x täglich 5–15 Tropfen.

Bernus empfiehlt die Gabe in Wasser oder Wegwartentee[27].

Rezeptur

Spagyrische Komplexurtinktur nach Bernus durch Extraktion von:

- Guajakholz
- Sandelholz, rot
- Sarsaparillewurzel
- Thujakraut
- Walnußblätter

im Extraktionsmedium bestehend aus:

- Destillat aus wässrig-ethanolischem Mazerationsrückstand des Vorzyklus und gereinigtem Wasser
- Ethanol 96%

SOLUNAT Nr. 10 Matrigen I akt.

Naturheilkundliche Anwendung

Organbezug:

- Zur Aktivierung des hormonellen Regelkreises der Frau.

Funktionsbezug:

- Zur mercuriell-anregenden Krampflösung (Nebenmittel der SOLUNATE Nr. 4 Cerebretik und Nr. 14 Polypathik).[28]

Bernus zur Therapieanwendung:

»Treibend, bei Frauenleiden mit der Anlage zu Menstruationsverhaltung und bei Krämpfen während der Menstruation. — Krampfhafte Zustände.«[29]

Dosierung

Erfahrungsgemäß 2–3 x täglich 5–10 Tropfen.

Bernus empfiehlt die Gabe in Wasser oder Melissentee[30].

Rezeptur

Spagyrische Komplexurtinktur nach Bernus
durch Extraktion von:

- Frauenmantelkraut
- Kamillenblüten
- Schachtelhalmkraut
- Taubnesselkraut

im Extraktionsmedium bestehend aus:

- Destillat aus wässrig-ethanolischem Mazerationsrückstand des Vorzyklus und gereinigtem Wasser
- Calciumacetat
- Ethanol 96%

SOLUNAT Nr. 11 Matrigen II ret.

Naturheilkundliche Anwendung

Organbezug:

- Zur Retardierung des hormonellen Regelkreises der Frau.

Funktionsbezug:

- Es stillt den „Fluß der Körpersäfte" (adstringierend) – z.B. Stuhl und Blut (Nebenmittel von SOLUNAT Nr. 21 Styptik).[31]

Bernus zur Therapieanwendung:

»Frauenleiden mit der Anlage zu starker Menstruationsblutung und der Tendenz von zu häufig wiederkehrender Menstruation. — Nebenmittel bei Dysenterie und Durchfällen im Wechsel mit Nr. 21 Styptik.«[32]

Dosierung

Erfahrungsgemäß 2–3 x täglich 5–10 Tropfen.

Bernus empfiehlt die Gabe in Wasser oder Hirtentäscheltee; zur Spülung 40 Tropfen auf einen Liter Schafgarbentee[33].

Rezeptur

Spagyrische Komplexurtinktur nach Bernus durch Extraktion von:

- Eichenrinde
- Frauenmantelkraut
- Hirtentäschelkraut
- Schafgarbenkraut
- Taubnesselkraut

im Extraktionsmedium bestehend aus:

- Destillat aus wässrig-ethanolischem Mazerationsrückstand des Vorzyklus und gereinigtem Wasser
- Calciumacetat
- Ethanol 96%

SOLUNAT Nr. 12 Ophthalmik

Naturheilkundliche Anwendung

Organbezug:

- Zur Kräftigung des körperlichen und ätherischen Auges — Augenerkrankungen.[34]

Bernus zur Rezepturfindung und Therapieanwendung:

»Nr. 12 Ophthalmik ist ein Spezifikum gegen Augenleiden und Augenkrankheiten aller Art. Nr. 12 Ophthalmik ist rein solar: Sonnenkräfte haben in Jahrmillionen das Augenlicht gebildet:

„Wär nicht das Auge sonnenhaft,
die Sonne könnt' es nie erblicken" (Goethe)

(...) Ein Augenmittel muß demnach solaren Kräften zugeordnet sein. Auch hier steht Gold an erster Stelle kombiniert mit solaren Vegetabilien. Andererseits sind die solaren Tendenzen, die das Augenlicht beeinflussen, anders orientiert als diejenigen, die in Herz und Blut wirksam sind. Die Zusammensetzung der solaren Ingredienzien wird somit eine etwas abgewandelte sein als die für ein Cordiakum. – Nr. 12 Ophthalmik ist bei allen Zuständen des Auges angezeigt: bei Ophthalmie, auch bei Star. – In manchen Fällen, wenn bei Anwendung von Nr. 12 Ophthalmik keine Besserung eintritt, wird der Verordner noch Nr. 16 Renalin, in manchen Fällen auch Nr. 8 Hepatik hinzunehmen, in erster Linie aber Nr. 16 Renalin, weil Augenkrankheiten häufig consensuelle Erscheinungen der erkrankten Nieren sind.«[35]

Dosierung

Erfahrungsgemäß 2 x täglich 3–8 Tropfen.

Bernus empfiehlt die Gabe in Wasser oder Augentrosttee; äußerlich 3–8 Tropfen in eine Tasse Augentrosttee für lauwarme Augenumschläge[36].

Rezeptur

Spagyrische Komplexurtinktur nach Bernus
durch Extraktion von:

- Augentrostkraut
- Eisenkraut
- Johanniskraut
- Rosenblütenblätter
- Rosmarinblätter

im Extraktionsmedium bestehend aus:

- Destillat aus wässrig-ethanolischem Mazerationsrückstand des Vorzyklus und gereinigtem Wasser
- Fenchelfrüchte D1
  als spagyrische Urtinktur nach Bernus
- Goldchloridlösung D2
- Ethanol 96%

SOLUNAT Nr. 14 Polypathik

Naturheilkundliche Anwendung

Funktionsbezug:

- Zur Sedierung von Körper, Seele und Geist,
- zur Krampflösung; auch in akuten Fällen und
- antiödematöse Wirkung durch Lösung krampfbedingter Stauungen.[37]

Bernus zur Therapieanwendung:

»Bei Epilepsie, Eklampsie, krampfhaften Zuständen überhaupt: stets im Wechsel mit Nr. 4 Cerebretik und Nr. 10 Matrigen I akt. Manien und geistig-seelischen Spannungen. Apoplexie. — Hydrops. Sehr umfassendes Mittel.«[38]

Dosierung

Erfahrungsgemäß 2–3 x täglich 5–10 Tropfen.

Bernus empfiehlt die Gabe in Wasser, einem Likörglas Wein oder Baldriantee[39].

Rezeptur

Spagyrische Komplexurtinktur nach Bernus durch Extraktion von:

- Beifußkraut
- Mistelkraut
- Pfingstrosenblüten

im Extraktionsmedium bestehend aus:

- Destillat aus wässrig-ethanolischem Mazerationsrückstand des Vorzyklus und gereinigtem Wasser
- Christrosenwurzel D4 aus spagyrischer Urtinktur nach Bernus
- Ammoniumbromid
- Kaliumbromid
- Natriumbromid
- Ethanol 96%

SOLUNAT Nr. 15 Pulmonik

Naturheilkundliche Anwendung

Organbezug:

- Zur Entlastung und Regulation des Atmungssystems — Erkrankungen der Atemwege.[40]

Bernus zur Therapieanwendung:

»Das indizierte Mittel bei allen Erkrankungen des Respirationssystems.«[41]

Dosierung

Erfahrungsgemäß 2–3 x täglich 5–10 Tropfen.

Bernus empfiehlt die Gabe in Wasser oder in Tee aus Lungenkraut, Huflattich, Salbei und Bitterkreuzblumen[42].

Rezeptur

Spagyrische Komplexurtinktur nach Bernus durch Extraktion von:

- Andornkraut
- Eibischwurzel
- Eucalyptusblätter
- Kreuzblume, bittere
- Lungenkraut
- Salbeiblätter
- Sonnentaukraut
- Stiefmütterchenkraut
- Wollblumenblüten
- Ysopkraut

im Extraktionsmedium bestehend aus:

- Destillat aus wässrig-ethanolischem Mazerationsrückstand des Vorzyklus und gereinigtem Wasser
- Brechweinsteinlösung D2
- Kieselsäurelösung D6
- Ethanol 96%

SOLUNAT Nr. 16 Renalin

Naturheilkundliche Anwendung

Organbezug:

- Zur Regulation und Aktivierung des Urogenitalsystems – Erkrankungen des Nieren- und Blasensystems und
- zur Ausleitung und Entgiftung über die Nieren.[43]

Bernus zur Therapieanwendung:

»Alle Erkrankungen des Urogenitalsystems. Bei Nieren- und Blasensteinen stets im Wechsel mit Nr. 18 Splenetik. — Zystitis; Entzündung der Blasenschleimhaut; Blasenhalsentzündung.«[44]

Dosierung

Erfahrungsgemäß 2–3 x täglich 5–10 Tropfen.

Bernus empfiehlt die Gabe in Wasser oder in Tee aus Bärentraubenblättern, Hirtentäschel und Zinnkraut[45].

Rezeptur

Spagyrische Komplexurtinktur nach Bernus
durch Extraktion von:

- Bärentraubenblätter
- Birkenblätter
- Goldrutenkraut, echtes
- Hauhechelkraut
- Hauhechelwurzel
- Hirtentäschelkraut
- Petersilienfrüchte
- Petersilienwurzel
- Queckenwurzelstock
- Schachtelhalmkraut

im Extraktionsmedium bestehend aus:

- Destillat aus wässrig-ethanolischem Mazerationsrückstand des Vorzyklus und gereinigtem Wasser
- Besenginsterblüten-Kupferlösung D1 als spagyrische Urtinktur nach Bernus
- Ethanol 96%

SOLUNAT Nr. 17 Sanguisol

Naturheilkundliche Anwendung

Funktionsbezug:

- Geistig-seelisches „Lebenselixier“ bzw. Tonikum („aufhellend“) und
- stärkendes Begleitmittel bei Körperschwäche (Nebenmittel von SOLUNAT Nr. 2 Aquavit).

Organbezug:

- Stärkendes Begleitmittel bei Herz-Kreislauf- und Augenschwäche (Nebenmittel der SOLUNATE Nr. 5 Cordiak und Nr. 12 Ophthalmik).[46]

Bernus zur Rezepturfindung und Therapieanwendung:

»Reine Goldwirkung im Sinne der Homöopathie. Solar. Die mitlaufenden vegetabilen Substanzen sind Destillate und als solche mehr ätherischen Charakters zur Unterstützung der reinen Goldwirkung. Nr. 17 Sanguisol ist überall da indiziert, wo das Sonnengeflecht (plexus solaris) affiziert ist. Infolge seiner solaren Hinordnung ist Nr. 17 Sanguisol mit Nr. 5 Cordiak und Nr. 12 Ophthalmik stets mitzuverordnen, das heißt: bei allen Herzleiden, Augenleiden und überall da, wo der Blutkreislauf fördernd zu beeinflussen ist.«[47]

Dosierung

Erfahrungsgemäß 2–3 x täglich 5–10 Tropfen.

Im Rahmen einer rhythmisierenden Therapie morgens und mittags. Bernus empfiehlt die Gabe in Wasser, einem Likörglas Weißwein oder Johanniskrauttee[48].

Rezeptur

Spagyrische Mischung nach Bernus
enthält:

- Wässriges Destillat nach Bernus aus:
  - Destillat aus gereinigtem Wasser und wässrigem Destillationsrückstand des Vorzyklus
  - Herzgespannkraut
  - Johanniskraut
  - Melissenblätter
  - Rosenblütenblätter
  - Rosmarinblätter
  - Weißdornblätter mit -blüten
  - Weißdornfrüchte
  - Wiesenknopfkraut
- Goldchloridlösung D2
- Safran D1
- Ethanol 96%

SOLUNAT Nr. 18 Splenetik

Naturheilkundliche Anwendung

Funktionsbezug:

- Abbau aller „tartarischen" (verhärtend-ausfällenden) Erscheinungen im Sinne des Paracelsus und
- zur Schleimlösung.

Organbezug:

- Zur Unterstützung der Milzfunktion und damit zur Immunstärkung und
- bei entzündlichen und „verschleimenden" Magen-Darm-Erkrankungen (Nebenmittel von SOLUNAT Nr. 20 Stomachik II).[49]

Bernus zur Therapieanwendung:

»Splenetik war ein vielangewandtes Mittel des Paracelsus und der jatrochemischen Ärzte. Wie sein Name aussagt, ist es ein Spezialmittel bei allen Erkrankungen, die mit der Milz in ursächlichem Zusammenhang stehen; somit ist es angezeigt bei Milzwassersucht, Milzasthma und bei Quartalfieber (Malaria), wie vielfach auch bei Migräne. — Nr. 18 Splenetik wirkt schleimlösend, ausscheidend und leicht abführend. — Bei Magen- und Darmleiden, vor allem bei Entzündungen, und bei Verschleimung des Magens ist Nr. 18 Splenetik ein wichtiges Ergänzungsmittel zu Nr. 20 Stomachik II. — Schließlich: Nr. 18 Splenetik wirkt auflösend auf die harnsauren Salze und ist daher bei Nieren- und Blasensteinen sowie bei Gicht (kurzum bei allen „tartarischen Krankheiten" im Sinne Paracelsus) im Wechsel mit Nr. 16 Renalin zu verabreichen.«[50]

Dosierung

Erfahrungsgemäß 2–3 x täglich 5–10 Tropfen.
Bernus empfiehlt die Gabe in Wasser oder einem Likörglas Weißwein[51].

Rezeptur

Spagyrische Mischung nach Bernus
enthält:

- Spagyrisches Antimondestillat B nach Bernus über Antimon (III)-sulfid in Ethanol 96%
- Kaliumcarbonat
- Weinstein
- Brechweinsteinlösung D3
- Wasser, gereinigt

SOLUNAT Nr. 19 Stomachik I

Naturheilkundliche Anwendung

Organbezug:

- Bei akuten, nicht-entzündlichen Magen-Darm-Erkrankungen.[52]

Bernus zur Therapieanwendung:

»Nr. 19 Stomachik I ist indiziert bei allen Magenerkrankungen nicht-entzündlicher Art. Man wendet es vor allem an bei Verdauungsstörungen, Neigung zu Druck, Aufstoßen, Übelkeit und allen einschlägigen Erscheinungen, die nicht auf chronischen Zuständen des Verdauungssystems beruhen.«[53]

Dosierung

Erfahrungsgemäß 2–3 x täglich 5–10 Tropfen.

Bernus empfiehlt die Gabe in Wasser, einem Likörglas Wein oder auf Würfelzucker gleich nach den Mahlzeiten[54].

Rezeptur

Spagyrische Komplexurtinktur nach Bernus durch Extraktion von:

- Angelikawurzel
- Beifußkraut
- Enzianwurzel
- Galgantwurzelstock
- Kalmuswurzelstock
- Meisterwurzwurzelstock
- Melissenblätter
- Pfefferminzblätter
- Pomeranzenschalen
- Rosmarinblätter
- Tausendgüldenkraut
- Wacholderbeeren
- Wermutkraut

im Extraktionsmedium bestehend aus:

- Destillat aus wässrig-ethanolischem Mazerationsrückstand des Vorzyklus und gereinigtem Wasser
- Ethanol 96%

SOLUNAT Nr. 20 Stomachik II

Naturheilkundliche Anwendung

Organbezug:

- Bei chronischen, entzündlichen Magen-Darm-Erkrankungen.[55]

Bernus zur Therapieanwendung:

»Nr. 20 Stomachik II ist das indizierte Mittel bei allen entzündlichen Magen- und Darmerkrankungen, sowie bei allen chronischen Zuständen des Verdauungssystems. Es ist angezeigt bei Magen- und Darmgeschwüren, hierbei stets im Wechsel mit Nr. 1 Alcangrol. — Bei Dysenterie und Durchfällen verabreiche man es stets im Wechsel mit Nr. 21 Styptik und Nr. 11 Matrigen II ret.«[56]

Dosierung

Erfahrungsgemäß 2–3 x täglich 5–10 Tropfen.

Bernus empfiehlt die Gabe in Wasser oder in Tee aus Ringelblumenblüten, Condurangorinde, Augentrostkraut, Schachtelhalmkraut, Zauberhasel und Schafgarbenkraut[57].

Rezeptur

Spagyrische Komplexurtinktur nach Bernus
durch Extraktion von:

- Condurangorinde
- Ringelblumenblüten

im Extraktionsmedium bestehend aus:

- Destillat aus wässrig-ethanolischem Mazerationsrückstand des Vorzyklus und gereinigtem Wasser
- Schierling D4
  aus spagyrischer Urtinktur nach Bernus
- Brechweinstein D2
- Wismut-Ammonium-Citratlösung D2
- Ethanol 96%

SOLUNAT Nr. 21 Styptik

Naturheilkundliche Anwendung

Funktionsbezug:

- Es stillt den Fluß der Körpersäfte (adstringierend) – z.B. Blut und Stuhl und
- bei akuten Beschwerden „festigend".[58]

Bernus zur Therapieanwendung:

»Nr. 21 Styptik (...) ist ein souveränes Mittel gegen Durchfälle und ruhrartige Erkrankungen (Dysenterie). Als Ergänzungsmittel verordne man hierbei Nr. 11 Matrigen II ret. und Nr. 20 Stomachik II. — Nächstdem ist Nr. 21 Styptik angezeigt bei Gallenleiden und hierbei stets im Wechsel mit Nr. 8 Hepatik zu verabreichen. — Bei Verwundungen und Verletzungen ist Nr. 21 Styptik innerlich und äußerlich anzuwenden. Es mindert die Entzündung (...) — Nr. 21 Styptik hat stark blutstillende Eigenschaften, weshalb es bei heftigem Nasenbluten (Wattebausch pur), Hämorrhoidalblutungen wie überhaupt bei Blutungen aller Art in Anwendung zu bringen ist.«[59]

Dosierung

Erfahrungsgemäß 2–4 x täglich 5–15 Tropfen.

Bernus empfiehlt die Gabe in Wasser oder einem Likörglas Rotwein[60].

Rezeptur

Spagyrische Komplexurtinktur nach Bernus
durch Extraktion von:

- Brennnesselfrüchte
- Brennnesselkraut
- Eichenrinde
- Hirtentäschelkraut
- Johanniskraut
- Ratanhiawurzel
- Schafgarbenkraut
- Spitzwegerichkraut
- Tormentillwurzelstock
- Wiesenknöterichwurzelstock

im Extraktionsmedium bestehend aus:

- Destillat aus wässrig-ethanolischem Mazerationsrückstand des Vorzyklus und gereinigtem Wasser
- Eisen
- Ethanol 96%

SOLUNAT Nr. 22 Strumatik I

Naturheilkundliche Anwendung

Organbezug:

- Zur Regulation der Schilddrüsenfunktion und
- Spezialmittel gegen Kropf (neben Nr. 23 Strumatik II und Nr. 27 Struma-Salbe).[61]

Bernus zur Therapieanwendung:

»Nr. 22 Strumatik I und Nr. 23 Strumatik II in Verbindung mit Nr. 27 Struma-Salbe sind die Spezialmittel gegen Kropf. Diese drei Präparate in Kombination bewirken in oft sehr kurzer Zeit einen Rückgang der Kropfbildung. Als Nebenmittel kann noch Nr. 6 Dyscrasin zur Anwendung gebracht werden, ohne jedoch unbedingt dazu erforderlich zu sein. — Man achte streng darauf, dass eine Kropfkur stets mit abnehmendem Monde begonnen und immer nur bis zum Neumonde fortgesetzt wird; dann Pause und mit der zweiten Runde wieder bei Vollmond einsetzen.«[62]

Dosierung

Erfahrungsgemäß 2–3 x täglich 5–10 Tropfen.

Bernus empfiehlt die Gabe in Wasser oder Eichenrindentee[63].

Rezeptur

Spagyrische Komplexurtinktur nach Bernus
durch Extraktion von:

- Braunwurzwurzel
- Eichenrinde
- Moos, isländisch
- Schachtelhalmkraut
- Tang

im Extraktionsmedium bestehend aus:

- Destillat aus wässrig-ethanolischem Mazerationsrückstand des Vorzyklus und gereinigtem Wasser
- Antimonjodidlösung D3
- Ethanol 96%

Nr. 23 Strumatik II (Pulver)*

Naturheilkundliche Anwendung

Organbezug:

- Spezialmittel gegen Kropf.[64]

Bernus zur Therapieanwendung:

»Der Wirkungskreis des Kropfmittels entspricht dem von Nr. 22 Strumatik I.«[65]

Dosierung

Erfahrungsgemäß 2 x täglich eine Messerspitze[66].

Rezeptur

100g Pulver enthalten:

- Antimonsulfid D4 15,0g
- Braunwurzwurzel 7,5g
- Eichenrinde 15,0g
- Luvos Heilerde Nr. 1 10,0g
- Meerschwammkohle 7,5g
- Moos, irländisch 15,0g
- Moos, isländisch 7,5g
- Schachtelhalmkraut 7,5g
- Tang 15,0g

* Bezug über: Rosenapotheke Friedberg, Ludwigstraße 3, 86316 Friedberg, www.rosenapo24.de, info@rosenapo24.de, Tel. 08 21/34 32 990 und Fax 08 21/34 32 991.

Nr. 24 Ulcussan (Pulver)*

Naturheilkundliche Anwendung

Organbezug:

- Bei Magen-Darm-Geschwüren,
- zur Aktivierung und Heilung des sehr schwer chronisch und entzündlich gestörten Magen-Darm-Systems und
- bei akutem und chronischem Magen-Darmkatarrh.[67]

Bernus zur Therapieanwendung:

»Nr. 24 Ulcussan ist ein Spezifikum bei Duodenalgeschwüren sowie bei Ulcus ventriculi. (...) In den meisten Fällen werden bereits nach kurzem Gebrauch von Nr. 24 Ulcussan die Schmerzen nachlassen und die Beschwerden behoben sein. (...) Ferner ist Nr. 24 Ulcussan indiziert bei akutem und chronischem Magen- und Darmkatarrh (Gastritis).«[68]

Bernus zur erfahrungsgemäßen Dosierung

»Ein- bis dreimal täglich, am zuträglichsten nach den Mahlzeiten, ein Teelöffel auf ein halbes bis dreiviertel Weinglas möglichst abgekochten Wassers. Das Pulver wird zuerst in einer geringen Menge Wasser zu einem Brei verrührt. Nach dem Einnehmen das Glas nochmals mit etwas Wasser ausschwenken und nachtrinken. Man kann das Pulver statt in Wasser auch in einer halben Tasse Tee mit etwas Zucker einnehmen, was den Geschmack verbessert. (...) — Bei heftigen Schmerzen ist eine häufigere Verabreichung als dreimal täglich angezeigt.«[69]

Rezeptur

100g Pulver enthalten:

- Antimonsulfid 10,105g
- Colasamen 0,839g
- Condurangorinde 4,426g
- Eichenrinde 9,951g
- Holzkohle 5,762 g
- Kieselerde, gereinigt 13,540g
- Luvos Heilerde Nr. 1 7,117g
- Magnesiumcarbonat, basisch 5,529g
- Mistelkraut 4,430g
- Ringelblumenblüten 4,426g
- Saccharin-Natrium 2H2O 0,171g
- Salbeigamanderkraut 1,375g
- Schafgarbenkraut 4,426g
- Walnußblätter 21,731g
- Wermutkraut 0,763g
- Wismutnitrat, basisch 2,131g
- Wismutsalicylat, basisch 3,278g

Nr. 25 Azinat-Salbe*

Naturheilkundliche Anwendung

Organbezug:

- Bei entzündlichen Hauterkrankungen.[70]

Bernus zur Therapieanwendung:

»Nr. 25 Azinat-Salbe ist insbesondere indiziert bei jeder Art von Hautleiden, Ekzemen usw. Man verordnet es auch bei Fisteln und Furunkeln; bei Geschwüren und Geschwülsten im Wechsel mit Nr. 26 Alcangrol-Salbe.«[71]

Bernus zur erfahrungsgemäßen Dosierung

»Man bestreiche 1–3 mal täglich oder zwei- bis dreimal wöchentlich, je nach Notwendigkeit, die zu behandelnden Stellen und lege ein Leinwandstück über die bestrichene Stelle. Bei zu großer Schmerzempfindlichkeit kann die Salbe auch auf ein Leinwandstück aufgetragen werden und dann aufgelegt werden.«[72]

Rezeptur

100g Salbe enthalten:

- Antimonjodid D3 2,0g
- Antimonsulfid 1,0g
- Cajeputöl 0,2g
- Thujaöl 0,1g
- Weinhefenöl 0,2g
- Ethanol 60% 3,0g
- Salbengrundlage aus:
  - Paraffin 10,39g
  - Vaseline 20,78g
  - Wollwachs 62,33g

* Bezug über: Rosenapotheke Friedberg, Ludwigstraße 3, 86316 Friedberg, www.rosenapo24.de, info@rosenapo24.de, Tel. 08 21/34 32 990 und Fax 08 21/34 32 991.

Nr. 26 Alcangrol-Salbe*

Naturheilkundliche Anwendung

Organbezug:

- Bei degenerativen Hauterkrankungen.[73]

Bernus zur Therapieanwendung:

»Nr. 26 Alcangrol-Salbe ist tiefgreifend und hat eine verwandte Zusammensetzung mit Nr. 1 Alcangrol. Sein Wirkungskreis entspricht daher diesem und kommt hierbei, äußerlich unterstützend, zur Anwendung. Sie ist indiziert bei allen Geschwülsten und Geschwüren, doch auch bei vielen anderen Zuständen und Hautkrankheiten, die neben der innerlichen Behandlung auch der ergänzenden äußerlichen bedürfen.«[74]

Bernus zur erfahrungsgemäßen Dosierung

»Man bestreiche 1–3 mal täglich oder zwei- bis dreimal wöchentlich, je nach Notwendigkeit, die zu behandelnden Stellen und lege ein Leinwandstück über die bestrichene Stelle. Bei zu großer Schmerzempfindlichkeit kann die Salbe auch auf ein Leinwandstück aufgetragen werden und dann aufgelegt werden.«[75]

Rezeptur

100g Salbe enthalten:

- Schierlingpreßsaft 2,0g
- Wintergrünöl 0,5g
- Salbengrundlage aus:
  - Paraffin 10,83g
  - Vaseline 21,67g
  - Wollwachs 65,00g

* Bezug über: Rosenapotheke Friedberg, Ludwigstraße 3, 86316 Friedberg, www.rosenapo24.de, info@rosenapo24.de, Tel. 08 21/34 32 990 und Fax 08 21/34 32 991.

Nr. 27 Struma-Salbe*

Naturheilkundliche Anwendung

Organbezug:

- Spezialmittel gegen Kropf.[76]

Bernus zur Therapieanwendung:

»Nr. 27 Struma-Salbe ist das äußerliche Spezifikum gegen Kropf und hat bei dieser Indikation neben dem innerlichen Gebrauch von Nr. 22 Strumatik I und Nr. 23 Strumatik II stets in Anwendung zu kommen (siehe die Ausführungen zu Nr. 22 Strumatik I und Nr. 23 Strumatik II).«[77]

Bernus zur erfahrungsgemäßen Dosierung

»Abends auf ein Leinwandstück auftragen
und nachts über aufgelegt behalten.«[78]

Rezeptur

100g Salbe enthalten:

- Antimonjodid 0,02g
- Eichenrinde 2,00g
- Moos, irländisch 1,30g
- Moos, isländisch 1,30g
- Tang 4,6 g
- Ethanol 96%V/V 0,80g
- Salbengrundlage aus:
  - Erdnußöl 9,00g
  - Paraffin 9,00g
  - Vaseline 18,00g
  - Wollwachs 53,98g

* Bezug über: Rosenapotheke Friedberg, Ludwigstraße 3, 86316 Friedberg, www.rosenapo24.de, info@rosenapo24.de, Tel. 08 21/ 34 32 990 und Fax 08 21/ 34 32 991.

Nr. 28 Ätherische Essenz I

Naturheilkundliche Anwendung

Funktionsbezug:

- Zur äußerlichen Behandlung nervöser Leiden aller Art,
- bei rheumatischen Beschwerden und
- zur Anwendung als Baunscheidtöl

Organbezug:

- Bei Erkrankungen der Atemwege und
- bei Haarausfall.[79]

Bernus zur Therapieanwendung:

»Nr. 28 Ätherische Essenz I ist, äußerlich angewandt, ein wirksames Heilmittel gegen nervöse Leiden jeder Art. Die Behandlung nervöser Kopfschmerzen, von Ischias und Trigeminusneuralgie findet eine wirksame Unterstützung durch die äußerliche Anwendung von Nr. 28 Ätherische Essenz I. — Auch bei Gliederschwäche und Zittern, krampfhaften Zuständen, bei Schlaganfällen, Lähmungen sowie bei Herzschwäche empfiehlt sich, neben der einschlägigen Innenbehandlung, auch die äußerliche Behandlung mit Nr. 28 Ätherische Essenz I. Bei nervösen Kopfschmerzen sowie zur Nachbehandlung von Schlaganfällen behandle man damit Schläfen und Stirne, den Nacken und die Gegend hinter den Ohren. — Den Haarausfall beeinflusst Nr. 28 Ätherische Essenz I günstig. Bei Haarausfall behandle man damit die Kopfhaut. — Besonders anzuempfehlen ist sowohl bei Nr. 28 Ätherische Essenz I als auch bei Nr. 29 Ätherische Essenz II vor der Einreibung die Punktierung mit dem sogen. Baunscheidt-Apparat. — Bei beginnendem Schnupfen die Nasenwurzel eingerieben und vorne in die Nase einen Tropfen von Nr. 28 Ätherische Essenz I und Nr. 29 Ätherische Essenz II gemischt gestrichen, verhindert bei rechtzeitiger Anwendung das Aufkommen des Schnupfens weitgehend.«[80]

Bernus zur erfahrungsgemäßen Dosierung

»Zum Einreiben und Massieren.«[81]

Bei rheumatischen Störungen werden Nr. 28 Ätherische Essenz I und Nr. 29 Ätherische Essenz II im Verhältnis 1:2 gemischt.

Rezeptur

100g Öl enthalten:

- Citronellöl 2,5g
- Dostenkrautöl 1,0g
- Fichtennadelöl 2,0g
- Lavendelöl 0,3g
- Rosmarinöl 78,5g
- Rosmarinöl 10,9g in geschwefeltem Leinöl 3,8g
- Verbenaöl 1,0g

Nr. 29 Ätherische Essenz II

Naturheilkundliche Anwendung

Organbezug:

- Bei Erkrankungen der Atemwege.

Funktionsbezug:

- Bei rheumatischen Beschwerden.[82]

Bernus zur Therapieanwendung:

»Einreibungen der Brust bei Erkrankungen der Atmungsorgane sowie auch bei allen rheumatischen Leiden. Bei rheumatischen Leiden mische man vorteilhaft die beiden Ätherischen Essenzen im Verhältnis 1 Teil Nr. 28 Ätherische Essenz I und 2 Teile Nr. 29 Ätherische Essenz II und behandle dann (Besonders wirksam mit Punktieren mit dem Baunscheidt-Apparat). Sowohl bei Asthma als auch bei Keuchhusten ist das gleichzeitige Einnehmen von 1 bis 2 Tropfen Nr. 29 Ätherische Essenz II auf etwas Zucker nicht zu unterlassen.«[83]

Bernus zur erfahrungsgemäßen Dosierung

»Äußerliche Anwendung wie Nr. 28 Ätherische Essenz I: Einreiben und Massieren. — Der innerliche Gebrauch von Nr. 29 Ätherische Essenz II in kleinsten Gaben (1 bis 2 Tropfen auf etwas Zucker) ist ebenfalls empfehlenswert, vor allem bei Störungen des Respirationssystems: Bronchialkatarrh, auch bei Asthma.«[84]

Bei rheumatischen Störungen werden Nr. 28 Ätherische Essenz I und Nr. 29 Ätherische Essenz II im Verhältnis 1:2 gemischt.

Rezeptur

100g Öl enthalten:

- Eucalyptusöl 2,0g
- Fichtennadelöl 2,0g
- Latschenkiefernöl 0,5g
- Salbeiöl 0,5g
- Terpentinöl, gereinigt 80,0g
- Terpentinöl, geschwefelt 15,0g

5. SOLUNATE-Rezepturbestandteile

Rezepturbestandteile	SOLUNAT Nr. 1 Alcangrol	SOLUNAT Nr. 2 Aquavit	SOLUNAT Nr. 3 Azinat	SOLUNAT Nr. 4 Cerebretik	SOLUNAT Nr. 5 Cordiak	SOLUNAT Nr. 6 Dyscrasin	SOLUNAT Nr. 7 Epidemik	SOLUNAT Nr. 8 Hepatik	SOLUNAT Nr. 9 Lymphatik	SOLUNAT Nr. 10 Matrigen I	SOLUNAT Nr. 11 Matrigen II	SOLUNAT Nr. 12 Ophthalmik	SOLUNAT Nr. 14 Polypathik	SOLUNAT Nr. 15 Pulmonik	SOLUNAT Nr. 16 Renalin	SOLUNAT Nr. 17 Sanguisol	SOLUNAT Nr. 18 Splenetik	SOLUNAT Nr. 19 Stomachik I	SOLUNAT Nr. 20 Stomachik II	SOLUNAT Nr. 21 Styptik	SOLUNAT Nr. 22 Strumatik I	Nr. 23 Strumatik II	Nr. 24 Ulcussan	Nr. 25 Azinat-Salbe	Nr. 26 Alcangrol-Salbe	Nr. 27 Struma-Salbe	Nr. 28 Ätherische Essenz I	Nr. 29 Ätherische Essenz II
Ackergauchheilkraut (Anagallis arvensis, Herba sicc.)								■																				
Aloe (Aloe)								■																				
Ammoniumbromid (Ammonium bromatum)													■															
Andornkraut (Marrubium vulgare, Herba sicc.)														■														
Angelikawurzel (Angelica archangelica, Radix sicc.)		■																■										
Anis (Pimpinella anisum, Fructus)		■																										
Antimondest. A über Antimon (III)-sulfid und Natriumnitrat in ger. Wasser spag. nach B.			■				■																					
Antimondestillat B über Antimon (III)-sulfid in Ethanol 96% spag. nach Bernus			■			■	■										■											
Antimonjodid																										■		
Antimonjodidlösung D3 (Stibium jodatum Dil. D3)																					■			■				
Antimonjodidlösung D4 (Stibium jodatum Dil. D4)						■																						
Antimonsulfid (Stibium sulfuratum nigrum)																							■	■				
Antimonsulfid D4 (Stibium sulfuratum nigrum D4)																						■						
Augentrostkraut (Euphrasia officinalis, Herba sicc.)												■																
Bärentraubenblätter (Uva-ursi, Folium sicc.)															■													
Beifußkraut (Artemisia vulgaris, Herba sicc.)													■					■										
Besenginsterblüten mit kolloidaler Kupferlösung D1 als spagyrische Urtinktur nach B.															■													
Birkenblätter (Betula pendula, Folium sicc.)															■													
Bitterholz (Quassia amara)								■																				
Braunwurzwurzel (Scrophularia nodosa, Radix sicc.)																					■	■						
Brechweinsteinlösung D2 (Kalium stibyltartaricum Dil. D2)														■					■									
Brechweinsteinlösung D3 (Kalium stibyltartaricum Dil. D3)			■				■										■											
Brennesselfrüchte (Urtica dioica, Fructus sicc.)																				■								
Brennesselkraut (Urtica dioica, Herba sicc.)																				■								
Cajeputöl (Cajeputi aeth.)																								■				
Calciumacetat (Calcium aceticum)										■	■																	
Chinarinde (Cinchona pubescens)		■																										
Christrosenwurzel D4, aus spagyrischer Urtinktur nach Bernus													■															
Citronellöl (Citronellae aeth.)																											■	
Colanuß (Cola)		■																					■					
Condurangorinde (Marsdenia cundurango)																			■				■					
Destillat (wässrig) aus Vorzyklus																■												
Destillat (wässrig-ethanolisch) nach Bernus aus Vorzyklus	■	■			■			■	■	■	■	■	■	■	■			■	■	■	■							
Dostenkraut (Origanum vulgare, Herba sicc.)		■																										
Dostenkrautöl (Origani aeth.)																											■	
Eibischwurzel (Althaea officinalis, Radix sicc.)														■														
Eichenrinde (Quercus robur, Cortex)											■									■	■	■	■			■		
Eisen (Ferrum metallicum)																				■								
Eisenkraut (Verbena officinalis, Herba sicc.)												■																

5. SOLUNATE-Rezepturbestandteile

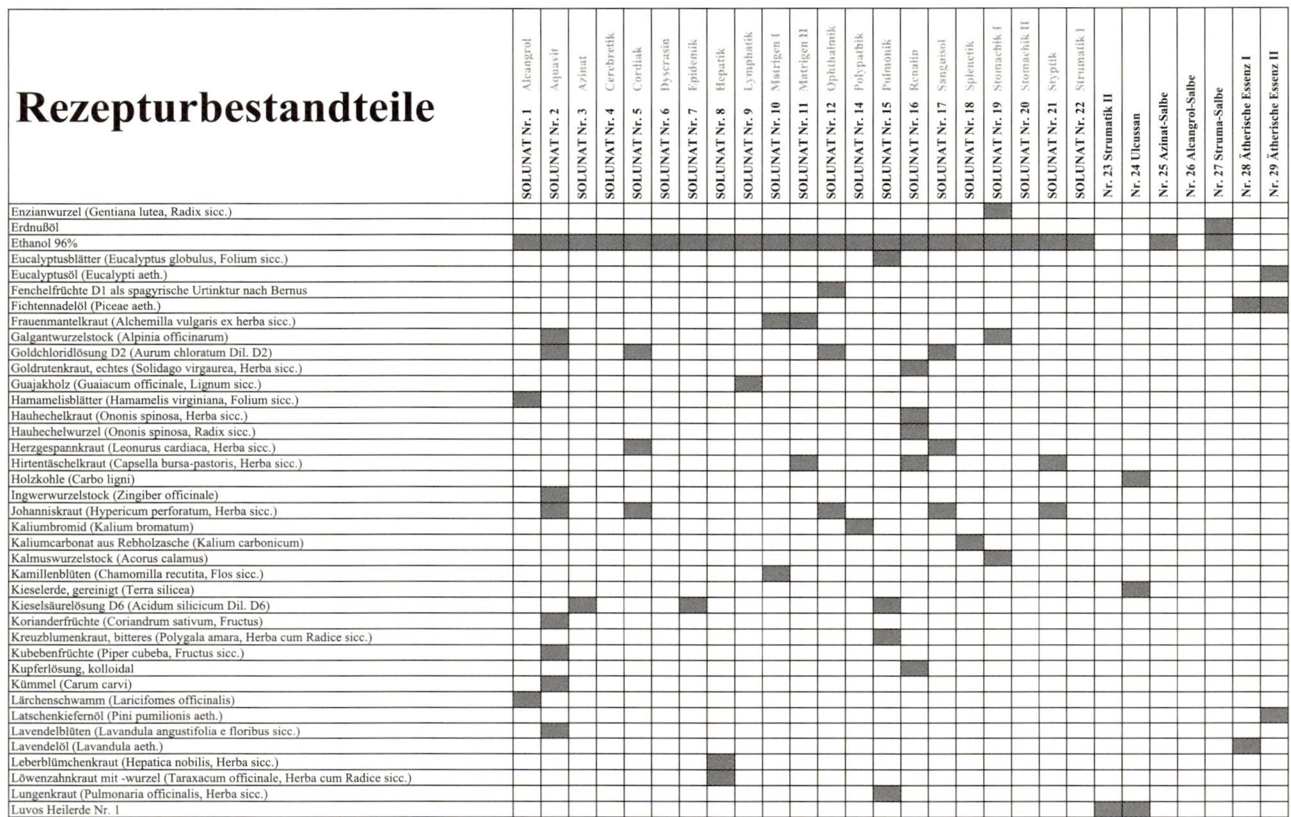

Rezepturbestandteile	SOLUNAT Nr. 1 Alcangrol	SOLUNAT Nr. 2 Aquavit	SOLUNAT Nr. 3 Azinat	SOLUNAT Nr. 4 Cerebretik	SOLUNAT Nr. 5 Cordiak	SOLUNAT Nr. 6 Dyscrasin	SOLUNAT Nr. 7 Epidemik	SOLUNAT Nr. 8 Hepatik	SOLUNAT Nr. 9 Lymphatik	SOLUNAT Nr. 10 Matrigen I	SOLUNAT Nr. 11 Matrigen II	SOLUNAT Nr. 12 Ophthalmik	SOLUNAT Nr. 14 Polypathik	SOLUNAT Nr. 15 Pulmonik	SOLUNAT Nr. 16 Renalin	SOLUNAT Nr. 17 Sanguisol	SOLUNAT Nr. 18 Splenetik	SOLUNAT Nr. 19 Stomachik I	SOLUNAT Nr. 20 Stomachik II	SOLUNAT Nr. 21 Styptik	SOLUNAT Nr. 22 Strumatik I	Nr. 23 Strumatik II	Nr. 24 Ulcussan	Nr. 25 Azinat-Salbe	Nr. 26 Alcangrol-Salbe	Nr. 27 Struma-Salbe	Nr. 28 Ätherische Essenz I	Nr. 29 Ätherische Essenz II
Enzianwurzel (Gentiana lutea, Radix sicc.)																		X										
Erdnußöl																										X		
Ethanol 96%	X	X	X	X	X	X	X	X	X	X	X	X	X	X	X	X	X	X	X	X	X			X		X		
Eucalyptusblätter (Eucalyptus globulus, Folium sicc.)														X														
Eucalyptusöl (Eucalypti aeth.)																												X
Fenchelfrüchte D1 als spagyrische Urtinktur nach Bernus												X																
Fichtennadelöl (Piceae aeth.)																											X	X
Frauenmantelkraut (Alchemilla vulgaris ex herba sicc.)										X	X																	
Galgantwurzelstock (Alpinia officinarum)		X																X										
Goldchloridlösung D2 (Aurum chloratum Dil. D2)		X			X							X				X												
Goldrutenkraut, echtes (Solidago virgaurea, Herba sicc.)															X													
Guajakholz (Guaiacum officinale, Lignum sicc.)									X																			
Hamamelisblätter (Hamamelis virginiana, Folium sicc.)	X																											
Hauhechelkraut (Ononis spinosa, Herba sicc.)															X													
Hauhechelwurzel (Ononis spinosa, Radix sicc.)															X													
Herzgespannkraut (Leonurus cardiaca, Herba sicc.)					X											X												
Hirtentäschelkraut (Capsella bursa-pastoris, Herba sicc.)											X				X					X								
Holzkohle (Carbo ligni)																							X					
Ingwerwurzelstock (Zingiber officinale)		X																										
Johanniskraut (Hypericum perforatum, Herba sicc.)		X			X							X				X				X								
Kaliumbromid (Kalium bromatum)													X															
Kaliumcarbonat aus Rebholzasche (Kalium carbonicum)																	X											
Kalmuswurzelstock (Acorus calamus)																		X										
Kamillenblüten (Chamomilla recutita, Flos sicc.)										X																		
Kieselerde, gereinigt (Terra silicea)																							X					
Kieselsäurelösung D6 (Acidum silicicum Dil. D6)			X				X							X														
Korianderfrüchte (Coriandrum sativum, Fructus)		X																										
Kreuzblumenkraut, bitteres (Polygala amara, Herba cum Radice sicc.)														X														
Kubebenfrüchte (Piper cubeba, Fructus sicc.)		X																										
Kupferlösung, kolloidal															X													
Kümmel (Carum carvi)		X																										
Lärchenschwamm (Laricifomes officinalis)	X																											
Latschenkiefernöl (Pini pumilionis aeth.)																												X
Lavendelblüten (Lavandula angustifolia e floribus sicc.)		X																										
Lavendelöl (Lavandula aeth.)																											X	
Leberblümchenkraut (Hepatica nobilis, Herba sicc.)								X																				
Löwenzahnkraut mit -wurzel (Taraxacum officinale, Herba cum Radice sicc.)								X																				
Lungenkraut (Pulmonaria officinalis, Herba sicc.)														X														
Luvos Heilerde Nr. 1																						X	X					

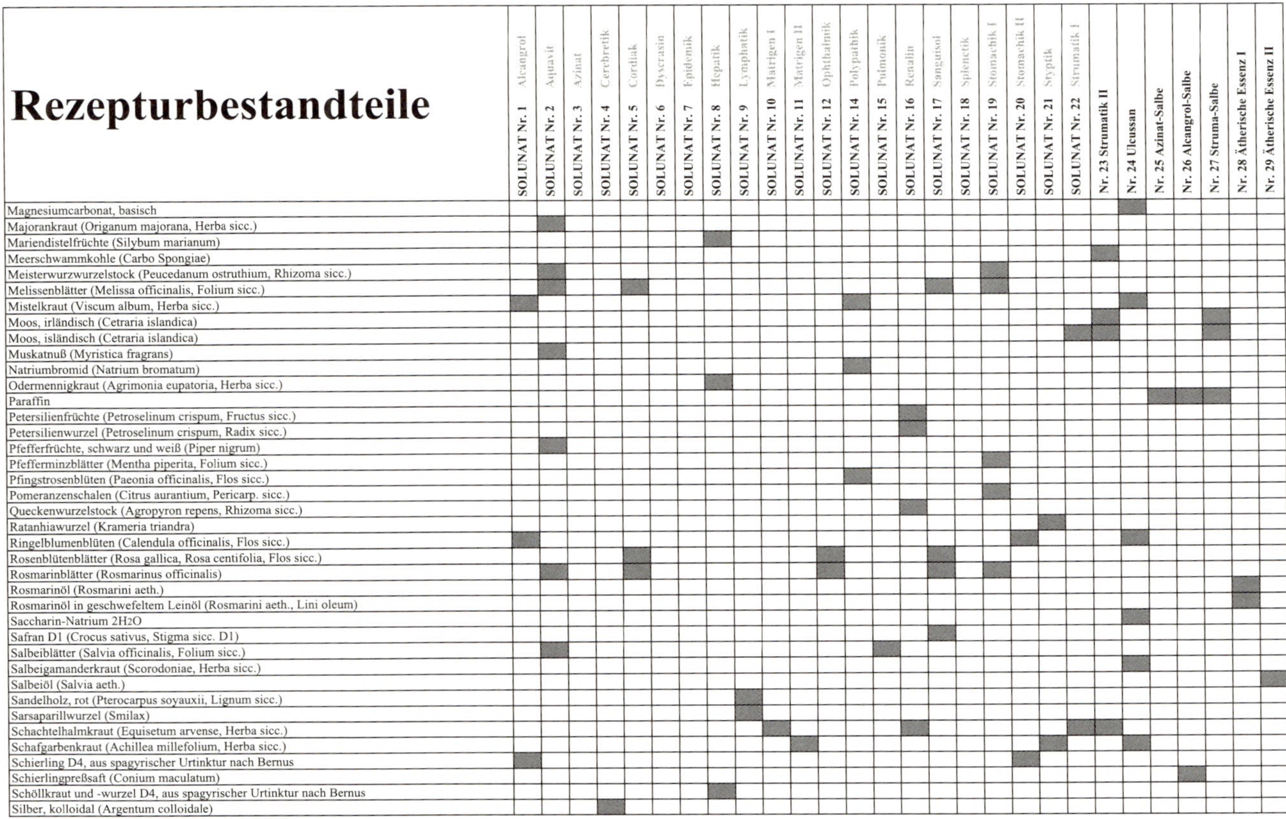

Rezepturbestandteile	SOLUNAT Nr. 1 Alcangrol	SOLUNAT Nr. 2 Aquavit	SOLUNAT Nr. 3 Azinat	SOLUNAT Nr. 4 Cerebretik	SOLUNAT Nr. 5 Cordiak	SOLUNAT Nr. 6 Dyscrasin	SOLUNAT Nr. 7 Epidemik	SOLUNAT Nr. 8 Hepatik	SOLUNAT Nr. 9 Lymphatik	SOLUNAT Nr. 10 Matrigen I	SOLUNAT Nr. 11 Matrigen II	SOLUNAT Nr. 12 Ophthalmik	SOLUNAT Nr. 14 Polypathik	SOLUNAT Nr. 15 Pulmonik	SOLUNAT Nr. 16 Renalin	SOLUNAT Nr. 17 Sanguisol	SOLUNAT Nr. 18 Splenetik	SOLUNAT Nr. 19 Stomachik I	SOLUNAT Nr. 20 Stomachik II	SOLUNAT Nr. 21 Styptik	SOLUNAT Nr. 22 Strumatik I	Nr. 23 Strumatik II	Nr. 24 Ulcussan	Nr. 25 Azinat-Salbe	Nr. 26 Alcangrol-Salbe	Nr. 27 Struma-Salbe	Nr. 28 Ätherische Essenz I	Nr. 29 Ätherische Essenz II
Magnesiumcarbonat, basisch																							X					
Majorankraut (Origanum majorana, Herba sicc.)		X																										
Mariendistelfrüchte (Silybum marianum)								X																				
Meerschwammkohle (Carbo Spongiae)																						X						
Meisterwurzwurzelstock (Peucedanum ostruthium, Rhizoma sicc.)		X																X										
Melissenblätter (Melissa officinalis, Folium sicc.)		X			X											X		X										
Mistelkraut (Viscum album, Herba sicc.)	X												X										X					
Moos, irländisch (Cetraria islandica)																						X				X		
Moos, isländisch (Cetraria islandica)																					X	X				X		
Muskatnuß (Myristica fragrans)		X																										
Natriumbromid (Natrium bromatum)													X															
Odermennigkraut (Agrimonia eupatoria, Herba sicc.)								X																				
Paraffin																								X	X	X		
Petersilienfrüchte (Petroselinum crispum, Fructus sicc.)															X													
Petersilienwurzel (Petroselinum crispum, Radix sicc.)															X													
Pfefferfrüchte, schwarz und weiß (Piper nigrum)		X																										
Pfefferminzblätter (Mentha piperita, Folium sicc.)																		X										
Pfingstrosenblüten (Paeonia officinalis, Flos sicc.)													X															
Pomeranzenschalen (Citrus aurantium, Pericarp. sicc.)																		X										
Queckenwurzelstock (Agropyron repens, Rhizoma sicc.)															X													
Ratanhiawurzel (Krameria triandra)																				X								
Ringelblumenblüten (Calendula officinalis, Flos sicc.)	X																		X				X					
Rosenblütenblätter (Rosa gallica, Rosa centifolia, Flos sicc.)					X							X				X												
Rosmarinblätter (Rosmarinus officinalis)		X			X							X				X		X										
Rosmarinöl (Rosmarini aeth.)																											X	
Rosmarinöl in geschwefeltem Leinöl (Rosmarini aeth., Lini oleum)																											X	
Saccharin-Natrium $2H_2O$																							X					
Safran D1 (Crocus sativus, Stigma sicc. D1)																X												
Salbeiblätter (Salvia officinalis, Folium sicc.)		X												X														
Salbeigamanderkraut (Scorodoniae, Herba sicc.)																							X					
Salbeiöl (Salvia aeth.)																												X
Sandelholz, rot (Pterocarpus soyauxii, Lignum sicc.)									X																			
Sarsaparillwurzel (Smilax)									X																			
Schachtelhalmkraut (Equisetum arvense, Herba sicc.)										X					X						X	X						
Schafgarbenkraut (Achillea millefolium, Herba sicc.)											X									X			X					
Schierling D4, aus spagyrischer Urtinktur nach Bernus	X																		X									
Schierlingpreßsaft (Conium maculatum)																									X			
Schöllkraut und -wurzel D4, aus spagyrischer Urtinktur nach Bernus								X																				
Silber, kolloidal (Argentum colloidale)				X																								

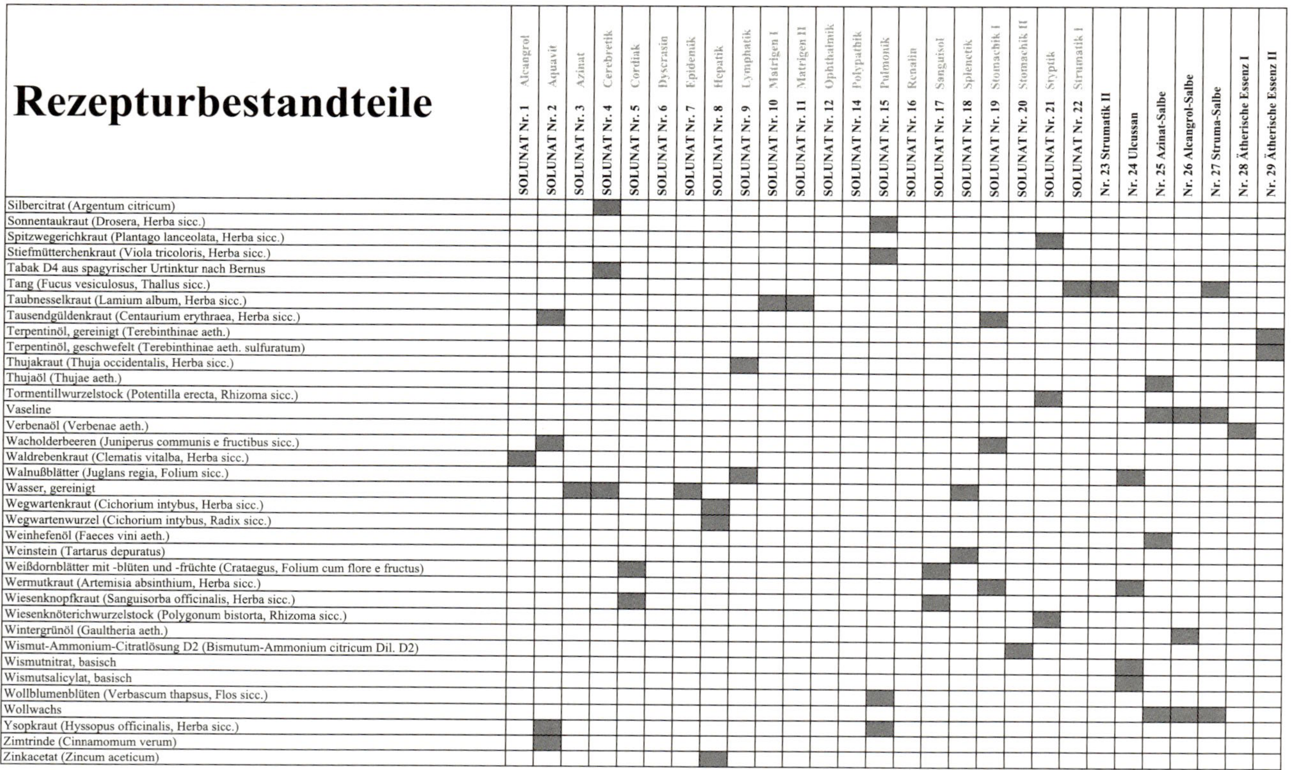

Rezepturbestandteile	SOLUNAT Nr. 1 Alcangrol	SOLUNAT Nr. 2 Aquavit	SOLUNAT Nr. 3 Azinat	SOLUNAT Nr. 4 Cerebretik	SOLUNAT Nr. 5 Cordiak	SOLUNAT Nr. 6 Dyscrasin	SOLUNAT Nr. 7 Epidemik	SOLUNAT Nr. 8 Hepatik	SOLUNAT Nr. 9 Lymphatik	SOLUNAT Nr. 10 Matrigen I	SOLUNAT Nr. 11 Matrigen II	SOLUNAT Nr. 12 Ophthalmik	SOLUNAT Nr. 14 Polypathik	SOLUNAT Nr. 15 Pulmonik	SOLUNAT Nr. 16 Renalin	SOLUNAT Nr. 17 Sanguisol	SOLUNAT Nr. 18 Splenetik	SOLUNAT Nr. 19 Stomachik I	SOLUNAT Nr. 20 Stomachik II	SOLUNAT Nr. 21 Styptik	SOLUNAT Nr. 22 Strumatik I	Nr. 23 Strumatik II	Nr. 24 Ulcussan	Nr. 25 Azinat-Salbe	Nr. 26 Alcangrol-Salbe	Nr. 27 Struma-Salbe	Nr. 28 Ätherische Essenz I	Nr. 29 Ätherische Essenz II
Silbercitrat (Argentum citricum)				■																								
Sonnentaukraut (Drosera, Herba sicc.)														■														
Spitzwegerichkraut (Plantago lanceolata, Herba sicc.)																				■								
Stiefmütterchenkraut (Viola tricoloris, Herba sicc.)														■														
Tabak D4 aus spagyrischer Urtinktur nach Bernus				■																								
Tang (Fucus vesiculosus, Thallus sicc.)																					■	■				■		
Taubnesselkraut (Lamium album, Herba sicc.)										■	■																	
Tausendgüldenkraut (Centaurium erythraea, Herba sicc.)		■																■										
Terpentinöl, gereinigt (Terebinthinae aeth.)																												■
Terpentinöl, geschwefelt (Terebinthinae aeth. sulfuratum)																												■
Thujakraut (Thuja occidentalis, Herba sicc.)									■																			
Thujaöl (Thujae aeth.)																								■				
Tormentillwurzelstock (Potentilla erecta, Rhizoma sicc.)																				■								
Vaseline																								■	■	■		
Verbenaöl (Verbenae aeth.)																											■	
Wacholderbeeren (Juniperus communis e fructibus sicc.)		■																■										
Waldrebenkraut (Clematis vitalba, Herba sicc.)	■																											
Walnußblätter (Juglans regia, Folium sicc.)									■														■					
Wasser, gereinigt			■	■			■										■											
Wegwartenkraut (Cichorium intybus, Herba sicc.)								■																				
Wegwartenwurzel (Cichorium intybus, Radix sicc.)								■																				
Weinhefenöl (Faeces vini aeth.)																								■				
Weinstein (Tartarus depuratus)																	■											
Weißdornblätter mit -blüten und -früchte (Crataegus, Folium cum flore e fructus)					■											■												
Wermutkraut (Artemisia absinthium, Herba sicc.)																		■					■					
Wiesenknopfkraut (Sanguisorba officinalis, Herba sicc.)					■											■												
Wiesenknöterichwurzelstock (Polygonum bistorta, Rhizoma sicc.)																				■								
Wintergrünöl (Gaultheria aeth.)																									■			
Wismut-Ammonium-Citratlösung D2 (Bismutum-Ammonium citricum Dil. D2)																			■									
Wismutnitrat, basisch																							■					
Wismutsalicylat, basisch																							■					
Wollblumenblüten (Verbascum thapsus, Flos sicc.)														■														
Wollwachs																								■	■	■		
Ysopkraut (Hyssopus officinalis, Herba sicc.)		■												■														
Zimtrinde (Cinnamomum verum)		■																										
Zinkacetat (Zincum aceticum)								■																				

6. Therapiehinweise

Dosierung

Bei Erwachsenen
Siehe Kapitel 4 und 29.1.

Bei Kindern bis zum 6. Lebensjahr
I.d.R. 2–3 x täglich 1 Tropfen für jedes Lebensjahr.

Bei Kindern ab dem 6. Lebensjahr bis zur Pubertät:
I.d.R. 2–3 x täglich maximal 8 Tropfen;
mit Abschluß der Pubertät entsprechend der Dosierung Erwachsener.

Bei Neugeborenen und Säuglingen
I.d.R. 3 x 1 Tropfen auf die Brustwarze bzw. Sauger.

Zusammenhang zwischen Dosierung und Wirkung

Die SOLUNATE wirken niedrig dosiert — in Analogie zur homöopathischen Therapie — v.a. im Feinstofflichen bzw. Geistig-seelischen. Hoch dosiert wirken sie verstärkt im Grobstofflichen bzw. Körperlichen[85]. I.d.R. sind daher die SOLUNATE mit langsam steigender Tropfenanzahl — bis zur gewünschten Wirkung — einzunehmen.[86]

Dazu Lazzeroni:
»Zu der berechtigten Frage nach der jeweils zu wählenden Dosis sei gesagt: Niemand sollte im Glauben an eine dank fehlender Nebenwirkung angenommene Harmlosigkeit der Heilmittel die Dosierung für eine zu vernachlässigende Größe halten und womöglich dem Gefühl nachgeben, viel helfe viel. Damit verkennt er elementare Grundsätze der Spagyrik, die in ihrer Abwandlung auch in der Homöopathie von Bedeutung sind. — Die hier angegebenen Dosierungen sind von Bernus festgelegte und von langjährigen Verordnern im Einzelfall ergänzte Erfahrungswerte. — Generell empfiehlt sich der Beginn mit niedriger Dosis, die nach und nach gesteigert wird bis zur erwünschten Reaktion des Kranken. So gab ein mit der individuellen Anwendung spagyrischer Heilmittel vertrauter Arzt zu verstehen: „Das ganze Geheimnis des Erfolges liegt in der Dosierung".«[87]

Einnahme der SOLUNATE

Die SOLUNATE werden i.d.R. in einem Glas Wasser oder in einem dem SOLUNAT entsprechenden Kräutertee (vgl. Kap. 4) eingenommen. Bernus empfiehlt in verschiedenen Fällen auch die Einnahme in etwas Wein: *»Was nun die Art und Weise des Einnehmens der Mittel anbelangt, so kann die Verabreichung derselben in einem entsprechenden Tee bei vielen chronischen sowie auch bei manchen akuten Erkrankungen eine Unterstützung der Heilwirkung bedeuten. — Im übrigen empfiehlt es sich, insofern ein Patient nicht grundsätzlich und einseitig jede Zuführung von Alkohol ablehnt, bei allen sogen. „negativen" chronischen Krankheiten und ebenso bei allen Erkrankungen, die mit Schwächezuständen verbunden sind, die Mittel (insb.: Nr. 2 Aquavit, Nr. 3 Azinat, Nr. 5 Cordiak, Nr. 18 Splenetik, Nr. 19 Stomachik I und Nr. 21 Styptik) in einem Teelöffel Wein, am besten Südwein, zu verabreichen, da guter Wein die Tragkraft der Mittel intensiviert und in gewissen Fällen eminent arzneilich wirkt. Bei allen hitzigen Krankheiten und den meisten Fieberzuständen ist von der Verabreichung in Wein jedoch abzusehen.«*[88]

Sollte der Alkoholgehalt der SOLUNATE der Gabe entgegenstehen, wird etwas Wasser zum Kochen gebracht. Anschließend wird das SOLUNAT bzw. die SOLUNATE in das sich abkühlende Wasser getropft. Nach dem Abkühlen auf Raumtemperatur hat sich der enthaltene Ethanol i.d.R. vollständig verflüchtigt.

Einnahmedauer der SOLUNATE

Bei akuten Erkrankungen wirken die SOLUNATE erfahrungsgemäß rasch. Mit dem Abklingen der Beschwerden wird die Dosierung reduziert. Ist der Patient beschwerdefrei, werden die SOLUNATE in den Folgetagen langsam abgesetzt.

Bei einer Dauermedikation der SOLUNATE (z.B. bei chronischen Krankheiten und geriatrischem Einsatz) wurde keine Gewöhnung festgestellt. Nach etwa zwei bis drei Monaten sollte die Therapie für 2–3 Wochen unterbrochen werden, um so eine andauernde Wirkeffektivität der SOLUNATE zu gewährleisten.

7. Entgiftung und Ausleitung

7.1 Bemerkungen

Warum eine naturheilkundliche Ausleitungs- und Entgiftungskur?

- ***Zur Beseitigung möglicher Krankheitsursachen***
  Das Bindegewebe durchzieht als Grundsubstanz den gesamten Körper. Daher haben im Bindegewebe abgelagerte Stoffwechselschlacken negative Auswirkungen besonders auf den Bewegungsapparat, Herz und Kreislauf, die Nerven, den Stoffwechsel und das Hormonsystem. Bei Erkrankungen dieser Organ- und Funktionssysteme ist begleitend eine Entgiftungs- und Ausleitungstherapie durchzuführen.

- ***Zur Steigerung der Wirkeffektivität der SOLUNATE***
  Entgiftungs- und Ausleitungskuren lösen Reaktionsstarren und stärken somit auch indirekt die Selbstheilungs- bzw. Lebenskräfte. Daher sollte zu jeder naturheilkundlichen Behandlung eine Entgiftungs- und Ausleitungskur begleitend durchgeführt werden. Die Wirkeffektivität der Naturheilmittel wird dadurch gesteigert.

- ***Zum Erhalt der Gesundheit ...***
  ... empfiehlt es sich, ein- bis zweimal jährlich (z.B. Frühjahr und Herbst) eine Entgiftungs- und Ausleitungskur durchzuführen.

Bei geschwächten Patienten ist die Ausleitungs- und Entgiftungskur mit einer Aufbaukur (vgl. Kap. 8) zu kombinieren. Damit wird der Stoffwechsel zur besseren Entgiftung und Ausleitung der Schlackestoffe gestärkt und angeregt. Die Ausleitungsphasen sollten bei abnehmendem Mond und die Aufbauphasen bei zunehmendem Mond durchgeführt werden.

Zur besseren Ausleitung der Stoffwechselschlacken ist es wichtig, viel Flüssigkeit zu sich zu nehmen; am besten in Form von stillem Mineralwasser oder Kräutertees.

7.2 Grundtherapie

SOLUNAT Nr. 16	Renalin	1 x 10–15 Tr. morgens
SOLUNAT Nr. 9	Lymphatik	1 x 10–15 Tr. mittags
SOLUNAT Nr. 8	Hepatik	1 x 10–15 Tr. abends

Bei „dyscratischen“ Störungen im Sinne der Humoralpathologie und zur Organentgiftung zusätzlich:

SOLUNAT Nr. 6 Dyscrasin 1 x 10–15 Tr. mittags

Zur Stützung der Magen-Darm-Funktion und bei Magen-Darm-Schwäche zusätzlich:

SOLUNAT Nr. 19 Stomachik I 3 x 5–10 Tr. vor den Mahlzeiten

Einnahmeplan bei relativ geringer Schlackenbelastung und zum Erhalt der Gesundheit:

1. Ausleitungsphase: 4–6 Wochen
   Pause: 1–2 Wochen
2. Ausleitungsphase: 4–6 Wochen.

Einnahmeplan bei relativ starker Schlackenbelastung:

3–4 Ausleitungsphasen mit zwischenzeitlichen Pausen (jeweils 1–2 Wochen).

Einnahmeplan bei Schwermetallbelastungen:

4–6 Ausleitungsphasen mit zwischenzeitlichen Pausen (jeweils 1–2 Wochen).

7.3 Nach Narkosen

SOLUNAT Nr. 16	Renalin	1 x 10–15 Tr. morgens
SOLUNAT Nr. 9	Lymphatik	1 x 10–15 Tr. mittags
SOLUNAT Nr. 8	Hepatik	1 x 10–15 Tr. abends

Zur Stärkung des Immunsystems zusätzlich:
SOLUNAT Nr. 3 Azinat 3 x 5–10 Tr.

Einnahmeplan:
Je nach Intensität der Narkose 2–4 Wochen.

7.4 „Blutreinigung“ bzw. „Frühjahrskur“

Eine “Blutreinigungs-” bzw. „Frühjahrskur“ dient nach der Humoralpathologie dazu, „schlechte Säfte“ bzw. belastende Stoffwechselprodukte auszuleiten. Bewährt hat sich dieser Therapieansatz v.a. bei Hauterkrankungen und Erkrankungen des rheumatischen Formenkreises.

SOLUNAT Nr. 6 Dyscrasin 1–2 x 10–15 Tr.
SOLUNAT Nr. 9 Lymphatik 1–2 x 10–15 Tr.

Bei Leberschwäche zusätzlich:
SOLUNAT Nr. 8 Hepatik 1–2 x 10–15 Tr.

Bei Nierenschwäche zusätzlich:
SOLUNAT Nr. 16 Renalin 1–2 x 10–15 Tr.

Einnahmeplan:
Zweimal jährlich etwa 4–6 Wochen; z.B. Frühjahr und Herbst.

8. Aufbautherapie – bei Entkräftung, Erschöpfung, Rekonvaleszenz und Altersschwäche

SOLUNAT Nr. 2	Aquavit	2 x 5–10 Tr. morgens und mittags
SOLUNAT Nr. 17	Sanguisol	2 x 5–10 Tr. morgens und mittags
SOLUNAT Nr. 4	Cerebretik	1–2 x 5–8 Tr. abends und zur Nachtruhe

Bei akuter und nicht-entzündlicher Magen-Darm-Schwäche zusätzlich:
SOLUNAT Nr. 19 Stomachik I 2–3 x 5–10 Tr.

Bei chronischer und entzündlicher Magen-Darm-Schwäche zusätzlich:
SOLUNAT Nr. 20 Stomachik II 2–3 x 5–10 Tr.

Bei Immunsystemschwäche zusätzlich:
SOLUNAT Nr. 3 Azinat 2–3 x 5–10 Tr.

Bei Herzschwäche zusätzlich:
SOLUNAT Nr. 5 Cordiak 2–3 x 5–10 Tr.

Bei Leber-Galle-Schwäche zusätzlich:
SOLUNAT Nr. 8 Hepatik 2–3 x 5–10 Tr.

Bei Stoffwechselschwäche zusätzlich:
SOLUNAT Nr. 9 Lymphatik 2–3 x 5–10 Tr.

Bei Schwäche der Atmungsorgane zusätzlich:
SOLUNAT Nr. 15 Pulmonik 2–3 x 5–10 Tr.

Bei Nierenschwäche zusätzlich:
SOLUNAT Nr. 16 Renalin 2–3 x 5–10 Tr.

Einnahmeplan:
Etwa 2–3 Wochen über den gewünschten Therapieerfolg hinaus.
Bei Altersschwäche etwa 4–8 Wochen im Frühjahr und Herbst.

9. Rhythmisierung

9.1 Bemerkungen

Nach der Alchemia medica kann der Mensch nur auf Dauer gesund bleiben oder zur Gesundheit zurückfinden, wenn er im Rhythmus der Natur lebt. Die Natur und der Mensch zeigen einen jahres- und tageszeitlichen Rhythmus. Diesen Lebensrhythmus haben heute viele Menschen verloren (Rhythmusverlust). Mangelnde Lebenskraft und -lust sowie „Lebensmüdigkeit", gepaart mit erhöhter Infektanfälligkeit und körperlichen Krankheiten (Psychosomatik), sind die Folge.

Durch eine rhythmisierende Therapie soll der Mensch in den Rhythmus seiner Natur wieder zurückfinden. So wird die Lebenskraft und -lust gesteigert und gleichzeitig die Infektanfälligkeit reduziert.

9.2 Rhythmisierung

Durch die Rhythmisierung soll der Mensch die Tagesphase intensiver aktiv-solar und die Nachtphase intensiver passiv-lunar durchleben.

SOLUNAT Nr. 2	Aquavit	2 x 5–10 Tr. morgens und mittags
SOLUNAT Nr. 17	Sanguisol	2 x 5–10 Tr. morgens und mittags
SOLUNAT Nr. 4	Cerebretik	2 x 4–8 Tr. abends und zur Nachtruhe

Einnahmeplan:

1. Rhythmisierungsphase: 4–6 Wochen
   Pause: 1–2 Wochen
2. Rhythmisierungsphase: 4–6 Wochen
   Pause: 1–2 Wochen
3. Rhythmisierungsphase: 4–6 Wochen

9.3 Solare Rhythmisierung

Die Tagesphase wird nicht aktiv-solar gelebt.
Leitsymptome sind Appetitlosigkeit, „schweres“ morgendliches Aufstehen, ganztägige Müdigkeit und „Winterdepression“.

SOLUNAT Nr. 2	Aquavit	2 x 5–10 Tr. morgens und mittags
SOLUNAT Nr. 17	Sanguisol	2 x 5–10 Tr. morgens und mittags
SOLUNAT Nr. 5	Cordiak	1 x 5–10 Tr. abends

Ab der 2.– 3. Therapiewoche und bei Schlafstörungen zusätzlich:

SOLUNAT Nr. 4	Cerebretik	1–2 x 4–8 Tropfen zur Nachtruhe

Einnahmeplan:

1. Rhythmisierungsphase: 4–6 Wochen
   Pause: 1–2 Wochen
2. Rhythmisierungsphase: 4–6 Wochen
   Pause: 1–2 Wochen
3. Rhythmisierungsphase: 4–6 Wochen

9.4 Lunare Rhythmisierung

Die Nachtphase wird nicht passiv-lunar gelebt.
Leitsymptome sind Aktivität und Unruhe bis spät in die Nacht und die Unfähigkeit „abzuschalten“ bzw. einzuschlafen.

SOLUNAT Nr. 4	Cerebretik	1–2 x 5–8 Tr. abends und zur Nachtruhe

Ab der 2.– 3. Therapiewoche:

SOLUNAT Nr. 2	Aquavit	1 x 8–10 Tr. morgens

Bei leberbedingten Durchschlafstörungen zusätzlich:

SOLUNAT Nr. 8	Hepatik	1 x 10 Tr. zur Nachtruhe

Bei Hyperaktivität im Tagesverlauf zusätzlich:
SOLUNAT Nr. 14 Polypathik 2 x 5–10 Tr.

Einnahmeplan:
1. Rhythmisierungsphase: 4–6 Wochen
   Pause: 1–2 Wochen
2. Rhythmisierungsphase: 4–6 Wochen
   Pause: 1–2 Wochen
3. Rhythmisierungsphase: 4–6 Wochen

9.5 Jetlag-Syndrom

SOLUNAT Nr. 2	Aquavit	2 x 10–15 Tr. morgens und mittags
SOLUNAT Nr. 4	Cerebretik	2 x 8–10 Tr. abends und zur Nachtruhe

Die Rhythmisierung erfolgt über 3–5 Tage mit Beginn der Reise entsprechend der Zeit am Zielort.

10. Immunsystem und Allergie

10.1 Bemerkungen

Im Darm spielen sich etwa 60% aller immunologischen Vorgänge ab. Bei Immunschwäche und Allergien ist daher besonders auf eine gesunde Magen-Darm-Funktion zu achten.

10.2 Stärkung des Immunsystems

SOLUNAT Nr. 3 Azinat 2–3 x 5–10 Tr.
SOLUNAT Nr. 9 Lymphatik 2–3 x 5–10 Tr.
SOLUNAT Nr. 18 Splenetik 2–3 x 5–10 Tr.

Bei Magen-Darm-Schwäche zusätzlich
SOLUNAT Nr. 19 Stomachik I 2–3 x 5–10 Tr.

Bei psychischer Belastung und Rhythmusverlust zusätzlich:
SOLUNAT Nr. 2 Aquavit 2 x 5–10 Tr. morgens und mittags
SOLUNAT Nr. 4 Cerebretik 1–2 x 4–8 Tr. abends und zur Nachtruhe

Bei sehr starker Belastung mit Stoffwechselschlacken zusätzlich:
Entgiftungs- und Ausleitungskur (vgl. Kap. 7)

10.3 Allergien

SOLUNAT Nr. 3 Azinat 2–3 x 5–10 Tr.
In akuten Fällen 2–3 x 15–20 Tr.
SOLUNAT Nr. 16 Renalin 2–3 x 5–10 Tr.
SOLUNAT Nr. 8 Hepatik 2–3 x 5–10 Tr.

Bei Nahrungsmittelallergie zusätzlich:
SOLUNAT Nr. 19 Stomachik I 2–3 x 5–10 Tr. vor dem Essen

Bei körperlicher Abgeschlagenheit zusätzlich:
SOLUNAT Nr. 2 Aquavit 2–3 x 5–10 Tr.

Bei allergiebedingten Ödemen zusätzlich:
SOLUNAT Nr. 14 Polypathik 2–3 x 5–10 Tr.

Bei Pollenallergie und Atembeschwerden zusätzlich:
SOLUNAT Nr. 15 Pulmonik 2–3 x 5–10 Tr.

Bei Juckreiz zusätzlich:

SOLUNAT Nr. 4 Cerebretik	1 x 5 Tr. tagsüber und 1 x 10–15 Tr. abends
SOLUNAT Nr. 14 Polypathik	2–3 x 5–8 Tr.
LUNASOL Kinderbalsam oder Kindercreme	

Zur individuellen Immunmodulation und Umstimmungstherapie während der Allergie:
Nr. 30 Kombi-Set Spagyrische Eigenbluttherapie

Während der symptomfreien Zeit:
Ausleitungs- und Entgiftungskur (vgl. Kap. 7).

11. Infekte

11.1 Entzündung der inneren Organe

SOLUNAT Nr. 3 Azinat 2–3 x 5–15 Tr.
Organspezifisches SOLUNAT:
SOLUNAT Nr. 5 Cordiak – Herz
SOLUNAT Nr. 8 Hepatik – Leber-Galle
SOLUNAT Nr. 9 Lymphatik – Drüsen
SOLUNAT Nr. 15 Pulmonik – Atmungsorgane
SOLUNAT Nr. 16 Renalin – Urogenitalorgane
SOLUNAT Nr. 20 Stomachik II – Magen-Darm
Dosierung: jeweils 2–3 x 5–10 Tr.

Bei weitläufigen und sehr starken Infekten zusätzlich:
SOLUNAT Nr. 21 Styptik 2 x 5–15 Tr.
SOLUNAT Nr. 11 Matrigen II ret. 2 x 5–10 Tr.

11.2 Fieberhafte Infekte und Grippe

SOLUNAT Nr. 3 Azinat 2–3 x 5–10 Tr.
SOLUNAT Nr. 7 Epidemik initial 2–3 x 10–20 Tr.
weiter 2–3 x 5–10 Tr.

Bei sehr starken fieberhaften Infekten zusätzlich:
SOLUNAT Nr. 21 Styptik 2 x 5–10 Tr.
SOLUNAT Nr. 11 Matrigen II ret. 2 x 5–10 Tr.

Bei Kopfgrippe zusätzlich:
SOLUNAT Nr. 4 Cerebretik 2–3 x 4–8 Tr.

Bei Magen-Darm-Grippe zusätzlich:
SOLUNAT Nr. 20 Stomachik II 2–3 x 5–10 Tr.

Bei gestörtem Atmungssystem zusätzlich:
SOLUNAT Nr. 15 Pulmonik 2–3 x 5–10 Tr.

Bei Gliederschmerzen zusätzlich:
Nr. 28 Ätherische Essenz I mehrmals täglich einmassieren

12. Krebs-Begleitung

12.1 Begleitung bei Krebserkrankungen

SOLUNAT Nr. 1 Alcangrol 2–3 x 5–20 Tr.
SOLUNAT Nr. 9 Lymphatik 2–3 x 5–10 Tr.
SOLUNAT Nr. 6 Dyscrasin 2–3 x 5–10 Tr.
SOLUNAT Nr. 3 Azinat 2–3 x 5–10 Tr.

Organspezifisches SOLUNAT:
SOLUNAT Nr. 10 Matrigen I akt. – Brust
SOLUNAT Nr. 8 Hepatik – Leber-Galle
SOLUNAT Nr. 9 Lymphatik – Drüsen
SOLUNAT Nr. 6 Dyscrasin – Haut
SOLUNAT Nr. 15 Pulmonik – Atmungsorgane
SOLUNAT Nr. 16 Renalin – Urogenitalorgane
SOLUNAT Nr. 18 Splenetik – Milz
SOLUNAT Nr. 20 Stomachik II
und Nr. 24 Ulcussan – Magen-Darm

Dosierung: jeweils: 2–3 x 5–10 Tr.;
Nr. 24 Ulcussan: 2–3 x ½–1 Teelöffel
in einem Glas Wasser vor dem Essen

Zur ganzheitlichen Kräftigung zusätzlich:
SOLUNAT Nr. 2 Aquavit 1–2 x 5–10 Tr. morgens und mittags
SOLUNAT Nr. 17 Sanguisol 1–2 x 5–10 Tr. morgens und mittags
SOLUNAT Nr. 4 Cerebretik 1–2 x 4–8 Tr. abends und zur Nachtruhe

Bei Schmerzen und Krämpfen zusätzlich:
SOLUNAT Nr. 14 Polypathik 3–4 x 5–20 Tr.

Äußerlich:
Nr. 25 Azinat-Salbe im täglichen Wechsel mit
Nr. 26 Alcangrol-Salbe dünn auftragen

12.2 Begleitende Krebsnachsorge

SOLUNAT Nr. 1	Alcangrol	2 x 5–10 Tr.
SOLUNAT Nr. 9	Lymphatik	2 x 5–10 Tr.
SOLUNAT Nr. 3	Azinat	2 x 5–10 Tr.

Organspezifisches SOLUNAT zusätzlich — siehe Vorseite

In regelmäßigen Abständen durchzuführende Kuren:

Ausleitungs- und Entgiftungskur	vgl. Kap. 7
Aufbautherapie	vgl. Kap. 8
Rhythmisierung	vgl. Kap. 9
Stärkung des Immunsystems	vgl. Kap. 10

13. Bewegungsapparat

13.1 Bemerkungen

Bei allen Erkrankungen des Bewegungsapparats sollte zweimal jährlich (z.B. Frühjahr und Herbst) eine Entgiftungs- und Ausleitungskur durchgeführt werden (vgl. Kap. 7).

13.2 Erkrankungen der Knochen und Wirbelsäule

Hexenschuß, Ischialgie und Hüftschmerz

SOLUNAT Nr. 3 Azinat 2–3 x 15–25 Tr.
SOLUNAT Nr. 14 Polypathik 2–4 x 5–15 Tr.

Zur Förderung der Durchblutung zusätzlich:
SOLUNAT Nr. 5 Cordiak 2–3 x 5–10 Tr.

Äußerlich:
LUNASOL Sportsalbe mehrmals einmassieren
LUNASOL Johanniskraut Öl
oder LUNASOL Arnika Öl einmassieren

Bei Ischialgie und Hüftschmerz empfiehlt Bernus zusätzlich:
SOLUNAT Nr. 8 Hepatik 2 x 5–10 Tr.
SOLUNAT Nr. 16 Renalin 2 x 5–10 Tr.

bei Frauen zusätzlich:
SOLUNAT Nr. 10 Matrigen I akt. 2–3 x 5–10 Tr.

13.3 Entzündlich-rheumatische Erkrankungen

Rheumatischer Formenkreis

SOLUNAT Nr. 3	Azinat	2–4 x 5–15 Tr.
SOLUNAT Nr. 14	Polypathik	2–3 x 5–10 Tr.
SOLUNAT Nr. 16	Renalin	2 x 5–10 Tr.
SOLUNAT Nr. 18	Splenetik	2–3 x 5–15 Tr.
SOLUNAT Nr. 6	Dyscrasin	2–3 x 5–10 Tr.

Bei Störungen des Allgemeinbefindens — z. B. Niedergeschlagenheit, Appetitlosigkeit — zusätzlich:

SOLUNAT Nr. 2	Aquavit	2 x 5–10 Tr. morgens und abends
SOLUNAT Nr. 4	Cerebretik	1–2 x 5–10 Tr. abends und zur Nachtruhe

Bei hoher psychischer Belastung zusätzlich:

SOLUNAT Nr. 17	Sanguisol	2 x 5–10 Tr. morgens und mittags
SOLUNAT Nr. 4	Cerebretik	1–2 x 4–8 Tr. abends und zur Nachtruhe

Jährliche „Blutreinigungskur“ (vgl. Kap. 7)

Gelenkrheumatismus

SOLUNAT Nr. 3	Azinat	2–4 x 5–15 Tr.
SOLUNAT Nr. 6	Dyscrasin	2–3 x 5–10 Tr.

Zur Durchblutungsförderung und bei rheumabedingten Herzbeschwerden zusätzlich:

SOLUNAT Nr. 5	Cordiak	2–3 x 5–10 Tr.

Äußerlich:

LUNASOL Sportsalbe	mehrmals einmassieren

Bei Störungen des Allgemeinbefindens
— z.B. Niedergeschlagenheit, Appetitlosigkeit — zusätzlich:

SOLUNAT Nr. 2	Aquavit	2 x 5–10 Tr. morgens und mittags
SOLUNAT Nr. 4	Cerebretik	1–2 x 5–10 Tr. abends und zur Nachtruhe

Jährliche „Blutreinigungskur“ (vgl. Kap. 7)

Kniegelenkentzündung

SOLUNAT Nr. 3	Azinat	2–3 x 5–10 Tr.
SOLUNAT Nr. 6	Dyscrasin	2–3 x 5–10 Tr.
SOLUNAT Nr. 21	Styptik	2–3 x 5–15 Tr.

Äußerlich:

LUNASOL Sportsalbe	mehrmals einmassieren

13.4 Weitere Erkrankungen

Muskelschwäche

SOLUNAT Nr. 10	Matrigen I akt.	2–3 x 5–10 Tr.
SOLUNAT Nr. 6	Dyscrasin	2–3 x 5–10 Tr.

Äußerlich:

Nr. 28 Ätherische Essenz I	lokal einreiben
LUNASOL Sportsalbe	mehrmals einmassieren

Zur körperlichen Aktivierung zusätzlich:

SOLUNAT Nr. 2	Aquavit	2–3 x 5–10 Tr.

Muskelkrämpfe und krampfhafte Zustände

SOLUNAT Nr. 6	Dyscrasin	2–3 x 5–10 Tr.

Zur Krampflösung durch Aktivierung (mercuriell-erwärmend):

SOLUNAT Nr. 17	Sanguisol	2 x 5–10 Tr. morgens und mittags
SOLUNAT Nr. 10	Matrigen I akt.	2 x 5–10 Tr. morgens und mittags

Zur Krampflösung durch Retardierung (salisch-abkühlend):

SOLUNAT Nr. 14	Polypathik	2–3 x 5–10 Tr.
SOLUNAT Nr. 4	Cerebretik	1–2 x 4–8 Tr. abends und zur Nachtruhe

Äußerlich zusätzlich:

Nr. 28 Ätherische Essenz I	mehrmals täglich einmassieren

14. Herz, Kreislauf und Gefäße

14.1 Bemerkungen

Zur Vorbeugung arteriosklerotischer Prozesse ist regelmäßig eine Entgiftungs- und Ausleitungskur durchzuführen (vgl. Kap. 7). Zudem sind mechanische Herz-Kreislauf-Belastungen, wie Adipositas (vgl. Kap. 18) und Meteorismus (vgl. Kap. 16), zu reduzieren. Zudem ist ein regelmäßiges Herz-Kreislauf-Training (z.B. regelmäßige körperliche Bewegung) durchzuführen.

14.2 Erkrankungen des Herzens

Koronare Herzkrankheit und Herzinfarktnachsorge

SOLUNAT Nr. 5 Cordiak 2–3 x 5–10 Tr.
SOLUNAT Nr. 17 Sanguisol 2 x 5–10 Tr. morgens und mittags
SOLUNAT Nr. 18 Splenetik 2 x 5–10 Tr.

Bei Nierenschwäche zusätzlich:
SOLUNAT Nr. 16 Renalin 2 x 5–10 Tr. morgens und mittags

Zur Nachtruhe zusätzlich:
SOLUNAT Nr. 4 Cerebretik 1–2 x 4–8 Tr. abends und zur Nachtruhe

Bei Hyperlipidämie und erhöhten Cholesterinwerten zusätzlich:
SOLUNAT Nr. 8 Hepatik 1 x 5–10 Tr. abends

Bei schmerzhaften und „beängstigenden“ Anfällen zusätzlich:
SOLUNAT Nr. 14 Polypathik 2–4 x 10–15 Tr.

Herzinsuffizienz und Altersherz

SOLUNAT Nr. 5 Cordiak 2–3 x 5–10 Tr.
SOLUNAT Nr. 17 Sanguisol 2 x 5 Tr. morgens und mittags
SOLUNAT Nr. 4 Cerebretik 1–2 x 4–8 Tr. abends und zur Nachtruhe

Asthma cardiale

SOLUNAT Nr. 5	Cordiak	2 x 4–8 Tr.
SOLUNAT Nr. 17	Sanguisol	2 x 5–10 Tr.
SOLUNAT Nr. 10	Matrigen I akt.	2 x 5–10 Tr.
SOLUNAT Nr. 3	Azinat	2–3 x 10–15 Tr.

Äußerlich:

Nr. 29 Ätherische Essenz II — Einreibung auf der Brust

Bei Nierenschwäche zusätzlich :

SOLUNAT Nr. 16	Renalin	2–3 x 10 Tr.

Bei Anfällen zusätzlich:

SOLUNAT Nr. 14	Polypathik	2–4 x 5–20 Tr.

Herzrhythmusstörungen

SOLUNAT Nr. 5	Cordiak	2–3 x 5–10 Tr.
SOLUNAT Nr. 17	Sanguisol	2 x 5–10 Tr. morgens und mittags
SOLUNAT Nr. 2	Aquavit	1 x 5–10 Tr. morgens
SOLUNAT Nr. 4	Cerebretik	1–2 x 4–8 Tr. abends und zur Nachtruhe

Entzündliche Herzerkrankungen

SOLUNAT Nr. 5	Cordiak	2–3 x 5–10 Tr.
SOLUNAT Nr. 17	Sanguisol	2–3 x 5–10 Tr.
SOLUNAT Nr. 11	Matrigen II ret.	2 x 5–10 Tr.
SOLUNAT Nr. 3	Azinat	2–3 x 5–10 Tr.

Funktionelle Herzbeschwerden

SOLUNAT Nr. 17 Sanguisol	2 x 5–10 Tr. morgens und mittags
SOLUNAT Nr. 5 Cordiak	2–3 x 5–10 Tr.
SOLUNAT Nr. 4 Cerebretik	1–2 x 4–8 Tr. abends und zur Nachtruhe
Nr. 30 Kombi-Set	Spagyrische Eigenbluttherapie

Bei akuter Beklemmung zusätzlich:

SOLUNAT Nr. 14 Polypathik	2–3 x 5–10 Tr.

Äußerlich:

LUNASOL Johanniskraut Öl	zum Einmassieren auf der Herzzone

14.3 Blutdruckregulationsstörungen

Bluthochdruck

SOLUNAT Nr. 14 Polypathik	2–3 x 5–10 Tr.
SOLUNAT Nr. 17 Sanguisol	im täglichen Wechsel mit SOLUNAT Nr. 5 Cordiak 2 x 5–10 Tr. morgens und mittags
SOLUNAT Nr. 4 Cerebretik	1–2 x 5–10 Tr. abends und zur Nachtruhe

Bei nierenbedingter Hypertonie zusätzlich:

SOLUNAT Nr. 16 Renalin	2–3 x 5–10 Tr.

Zu niedriger Blutdruck

SOLUNAT Nr. 5 Cordiak	2–3 x 5–10 Tr.
SOLUNAT Nr. 17 Sanguisol	2–3 x 5–10 Tr.
SOLUNAT Nr. 2 Aquavit	2 x 5–10 Tr. morgens und mittags

14.4 Gefäßerkrankungen

„Arterienverkalkung“ und peripher-arterielle Verschlusskrankheit

SOLUNAT Nr. 17	Sanguisol	2–3 x 5–10 Tr.
SOLUNAT Nr. 18	Splenetik	2–3 x 5–10 Tr.
SOLUNAT Nr. 9	Lymphatik	2–3 x 5–15 Tr.
SOLUNAT Nr. 16	Renalin	2–3 x 5–10 Tr.

Bei Fettstoffwechselstörung zusätzlich:

SOLUNAT Nr. 19	Stomachik I	2–3 x 5–10 Tr.
SOLUNAT Nr. 8	Hepatik	2–3 x 5–10 Tr.

Bei Hypertonie zusätzlich:
vgl. Kap. 14.3

Bei Diabetes mellitus zusätzlich:
vgl. Kap. 18.1

Bei chronischen Streßzuständen zusätzlich:
vgl. Kap. 9 und 26.1

Schlaganfall

SOLUNAT Nr. 14	Polypathik	2–3 x 5–10 Tr.
SOLUNAT Nr. 17	Sanguisol	2 x 5–10 Tr. morgens und mittags
SOLUNAT Nr. 4	Cerebretik	1–2 x 4–8 Tr. abends und zur Nachtruhe

Krampfadern und Thrombophlebitis

SOLUNAT Nr. 5	Cordiak	2–3 x 4–8 Tr.
SOLUNAT Nr. 9	Lymphatik	2–3 x 5–10 Tr.
SOLUNAT Nr. 14	Polypathik	2–3 x 5–10 Tr.
SOLUNAT Nr. 3	Azinat	2–4 x 5–10 Tr.

Äußerlich:
Nr. 26 Alcangrol-Salbe

Unterschenkelgeschwür

SOLUNAT Nr. 5	Cordiak	2–3 x 5–10 Tr.
SOLUNAT Nr. 17	Sanguisol	2–3 x 5–10 Tr.
SOLUNAT Nr. 1	Alcangrol	2–3 x 5–10 Tr.
SOLUNAT Nr. 9	Lymphatik	2–3 x 5–10 Tr.

Bei Eiterung und zur Wundheilung zusätzlich:

SOLUNAT Nr. 11	Matrigen II ret.	2 x 5–10 Tr.
SOLUNAT Nr. 21	Styptik	2 x 5–10 Tr.

Äußerlich:
Nr. 26 Alcangrol-Salbe

In regelmäßigen Abständen Ausleitungs- und Entgiftungskur (vgl. Kap. 7).

Arterienentzündung

SOLUNAT Nr. 14	Polypathik	2–3 x 5–10 Tr.
SOLUNAT Nr. 3	Azinat	2–3 x 5–15 Tr.

Venenentzündung

SOLUNAT Nr. 3	Azinat	2–4 x 5–10 Tr.
SOLUNAT Nr. 21	Styptik	2–3 x 5–15 Tr.
SOLUNAT Nr. 14	Polypathik	2–3 x 5–10 Tr.

Äußerlich:

Nr. 25 Azinat-Salbe	morgens
Nr. 26 Alcangrol-Salbe	mittags
LUNASOL Johanniskraut Öl	abends

Eiterungen

SOLUNAT Nr. 1	Alcangrol	2–3 x 5–10 Tr.
SOLUNAT Nr. 9	Lymphatik	2–3 x 5–10 Tr.
SOLUNAT Nr. 11	Matrigen II ret.	2–3 x 5–10 Tr.

Äußerlich:

Nr. 26 Alcangrol-Salbe	nach Wundsäuberung

14.5 Weitere Erkrankungen

Ödeme

SOLUNAT Nr. 14	Polypathik	2–3 x 5–10 Tr.
SOLUNAT Nr. 16	Renalin	2–3 x 5–10 Tr.

Bei Störung des Lymphabflusses zusätzlich :

SOLUNAT Nr. 9	Lymphatik	2–3 x 5–10 Tr.

15. Atmungssystem

15.1 Bemerkungen

Zur Vermeidung von häufigen Atemwegsinfekten sollen infektanfällige Menschen eine jährliche Entgiftungs- und Ausleitungskur durchführen (vgl. Kap. 7) und ihr Immunsystem stärken (vgl. Kap. 10).

15.2 Akute Atemwegserkrankungen

Erkältung

SOLUNAT Nr. 15 Pulmonik	2–3 x 5–10 Tr.
SOLUNAT Nr. 3 Azinat	im akuten Stadium alle 2 Stunden 10 Tr.; weiter 2–4 x 5–10 Tr.

Zur Besserung des Wohlbefindens zusätzlich:

SOLUNAT Nr. 2 Aquavit	2 x 5–10 Tr. morgens und mittags

Äußerlich zusätzlich:

Nr. 28 Ätherische Essenz I mit Nr. 29 Ätherische Essenz II	gemischt im Verhältnis 1:1 mehrmals täglich bei beginnender Erkrankung an der Nasenwurzel und in die Nasenlöcher
Nr. 29 Ätherische Essenz II	äußere Einreibung auf der Brust

Nasennebenhöhlen- und Stirnhöhlenentzündung

SOLUNAT Nr. 3 Azinat	2–4 x 5–15 Tr.
SOLUNAT Nr. 6 Dyscrasin	2–3 x 5–10 Tr.
SOLUNAT Nr. 14 Polypathik	2–3 x 5–10 Tr.

Zur Besserung des Wohlbefindens zusätzlich:

SOLUNAT Nr. 2 Aquavit	2 x 5–10 Tr. morgens und mittags

Bei Fieber zusätzlich:

SOLUNAT Nr. 7 Epidemik	2–4 x 10–15 Tr.
anstatt	
SOLUNAT Nr. 3 Azinat	

Äußerlich:

Nr. 28 Ätherische Essenz I und	
Nr. 29 Ätherische Essenz II	im Verhältnis 1:1 zur Einreibung gemischt und zur Inhalation

Kehlkopf- und Luftröhrenentzündung

SOLUNAT Nr. 15 Pulmonik	2–3 x 5–10 Tr.
SOLUNAT Nr. 3 Azinat	im akuten Stadium alle 2 Stunden 10 Tr.; weiter 2–4 x 5–10 Tr.
SOLUNAT Nr. 6 Dyscrasin	2–3 x 5–10 Tr.

Zur Besserung des Wohlbefindens zusätzlich:

SOLUNAT Nr. 2 Aquavit	2 x 5–10 Tr. morgens und mittags

Äußerlich zusätzlich:

Nr. 29 Ätherische Essenz II	Einreibung auf dem Kehlkopf

Bronchialkatarrh

SOLUNAT Nr. 15 Pulmonik	2–3 x 5–10 Tr.
SOLUNAT Nr. 3 Azinat	3–4 x 10–15 Tr.
SOLUNAT Nr. 6 Dyscrasin	2–3 x 5–10 Tr.

Zur Besserung des Wohlbefindens zusätzlich:

SOLUNAT Nr. 2 Aquavit	2 x 5–10 Tr. morgens und mittags

Äußerlich:

Nr. 29 Ätherische Essenz II	Einreibung auf der Brust

Grippaler Infekt

SOLUNAT Nr. 15	Pulmonik	2–3 x 5–10 Tr.
SOLUNAT Nr. 3	Azinat	2–4 x 10–15 Tr.

Zur Besserung des Wohlbefindens zusätzlich:

SOLUNAT Nr. 2	Aquavit	2 x 5–10 Tr. morgens und mittags

Bei Fieber zusätzlich:

SOLUNAT Nr. 7 Epidemik 2–4 x 10–15 Tr.
anstatt
SOLUNAT Nr. 3 Azinat

Heiserkeit und Husten

SOLUNAT Nr. 15	Pulmonik	2–3 x 5–10 Tr.
SOLUNAT Nr. 3	Azinat	2–4 x 5–10 Tr.

Äußerlich:

Nr. 29 Ätherische Essenz II — Einreibung auf der Brust

15.3 Chronische Atemwegserkrankungen

Asthma

SOLUNAT Nr. 15	Pulmonik	2 x 4–8 Tr.
SOLUNAT Nr. 3	Azinat	2 x 4–8 Tr.
SOLUNAT Nr. 11	Matrigen II ret.	2 x 4–8 Tr.
Nr. 29 Ätherische Essenz II		1 x 3–5 Tr. auf Würfelzucker

Äußerlich:

Nr. 28 Ätherische Essenz I und
Nr. 29 Ätherische Essenz II — im Verhältnis 1:1 zur Einreibung gemischt und zur Inhalation

Bei Anfällen zusätzlich:

SOLUNAT Nr. 14	Polypathik	2–4 x 5–20 Tr.

Bei hoher psychischer Belastung zusätzlich:

SOLUNAT Nr. 17	Sanguisol	2 x 5–10 Tr. morgens und mittags
SOLUNAT Nr. 4	Cerebretik	1–2 x 4–8 Tr. abends und zur Nachtruhe

Chronisch-obstruktiver Bronchialkatarrh

SOLUNAT Nr. 15	Pulmonik	2–3 x 5–10 Tr.
SOLUNAT Nr. 18	Splenetik	2–3 x 5–10 Tr.
SOLUNAT Nr. 3	Azinat	2–4 x 5–10 Tr.

Äußerlich:

Nr. 29 Ätherische Essenz II — mehrmals täglich auf der Brust einmassieren

Bei zunehmender Herzbelastung zusätzlich:

SOLUNAT Nr. 5	Cordiak	2 x 4–8 Tr.
SOLUNAT Nr. 17	Sanguisol	2 x 5–10 Tr.

Lungenemphysem

SOLUNAT Nr. 15	Pulmonik	2–3 x 5–10 Tr.
SOLUNAT Nr. 21	Styptik	2–3 x 5–10 Tr.
SOLUNAT Nr. 3	Azinat	2–3 x 5–10 Tr.

Äußerlich:

Nr. 29 Ätherische Essenz II — mehrmals täglich auf der Brust einmassieren

Bei zunehmender Herzbelastung zusätzlich:

SOLUNAT Nr. 5	Cordiak	2 x 4–8 Tr.
SOLUNAT Nr. 17	Sanguisol	2 x 5–10 Tr.

Bei Husten und Auswurf zusätzlich:
SOLUNAT Nr. 18 Splenetik 2–3 x 5–10 Tr.

15.4 Weitere Erkrankungen

Mucoviszidose

SOLUNAT Nr. 15 Pulmonik 2–3 x 5–10 Tr.
SOLUNAT Nr. 18 Splenetik 2 x 5–10 Tr.
SOLUNAT Nr. 9 Lymphatik 2 x 5–15 Tr.

Zur Entlastung und Stärkung von Herz und Kreislauf zusätzlich:
SOLUNAT Nr. 5 Cordiak 2 x 4–8 Tr.
SOLUNAT Nr. 17 Sanguisol 2 x 5–10 Tr.

Äußerlich:
Nr. 29 Ätherische Essenz II Einreibung auf der Brust

Brustfellentzündung

SOLUNAT Nr. 3 Azinat 2–4 x 5–10 Tr.
SOLUNAT Nr. 11 Matrigen II ret. 2–3 x 5–15 Tr.
SOLUNAT Nr. 5 Cordiak 2–3 x 5–10 Tr.

Lungenentzündung

SOLUNAT Nr. 15 Pulmonik 2–3 x 5–10 Tr.
SOLUNAT Nr. 7 Epidemik 2–3 x 5–15 Tr.
SOLUNAT Nr. 5 Cordiak 2–3 x 5–10 Tr.

Verschleimungen

SOLUNAT Nr. 15	Pulmonik	2–3 x 5–10 Tr.
SOLUNAT Nr. 18	Splenetik	2–3 x 5–10 Tr.
SOLUNAT Nr. 3	Azinat	2–4 x 5–10 Tr.

Trockener Reizhusten

SOLUNAT Nr. 15	Pulmonik	2–3 x 5–10 Tr.

16. Magen-Darm-Trakt

16.1 Bemerkungen

Bei der Behandlung von Erkrankungen des Magen-Darm-Trakts ist zu beachten, daß die Psyche und der Verdauungstrakt in engem Zusammenhang stehen. Chronisch psychische Belastungen „schlagen häufig auf den Magen“ und sind häufige Ursache von Obstipation, Diarrhö und funktionellen Schmerzen.

16.2 Erkrankungen des Magens

Magenschleimhautentzündung

SOLUNAT Nr. 20 Stomachik II	2–3 x 5–10 Tr.
Nr. 24 Ulcussan	1–3 x ½–1 Teelöffel in einem Glas Wasser vor dem Essen
SOLUNAT Nr. 18 Splenetik	2 x 5–10 Tr.
SOLUNAT Nr. 21 Styptik	2 x 5–10 Tr.
SOLUNAT Nr. 11 Matrigen II ret.	2–3 x 5–10 Tr.

Bei Appetitlosigkeit, Übelkeit, Erbrechen und Schwäche zusätzlich:

SOLUNAT Nr. 2 Aquavit	2–3 x 5–10 Tr.

Bei gastritischem Fieber zusätzlich:

SOLUNAT Nr. 19 Stomachik I	2–3 x 5–10 Tr.
SOLUNAT Nr. 7 Epidemik	2–3 x 5–15 Tr.

Bei hoher psychischer Belastung zusätzlich:

SOLUNAT Nr. 17 Sanguisol	2 x 5–10 Tr. morgens und mittags
SOLUNAT Nr. 4 Cerebretik	1–2 x 4–8 Tr. abends und zur Nachtruhe

Magengeschwür

SOLUNAT Nr. 1 Alcangrol	2–3 x 5–10 Tr.
SOLUNAT Nr. 20 Stomachik II	2–3 x 5–10 Tr.
SOLUNAT Nr. 18 Splenetik	2 x 5–10 Tr.
SOLUNAT Nr. 11 Matrigen II ret.	2 x 5–10 Tr.
Nr. 24 Ulcussan	1–3 x ½–1 Teelöffel in einem Glas Wasser vor dem Essen

Bei Appetitlosigkeit, Übelkeit und Erbrechen zusätzlich:

SOLUNAT Nr. 2 Aquavit	2 x 5–10 Tr. morgens und mittags

Bei hoher psychischer Belastung zusätzlich:

SOLUNAT Nr. 17 Sanguisol	2 x 5–10 Tr. morgens und mittags
SOLUNAT Nr. 4 Cerebretik	1–2 x 4–8 Tr. abends und zur Nachtruhe

Magenkrämpfe

SOLUNAT Nr. 19 Stomachik I	2–3 x 5–10 Tr.
SOLUNAT Nr. 14 Polypathik	2–3 x 5–10 Tr.
SOLUNAT Nr. 11 Matrigen II ret.	2–3 x 5–10 Tr.

Helicobacter pylori

Nr. 24 Ulcussan	3 x ½–1 Teelöffel in einem Glas Wasser vor dem Essen
SOLUNAT Nr. 19 Stomachik I	2–3 x 10–15 Tr. nach dem Essen

16.3 Erkrankungen des Darms

Chronisch-entzündliche Darmerkrankung

SOLUNAT Nr. 20	Stomachik II	2 x 4–8 Tr.
SOLUNAT Nr. 18	Splenetik	2 x 4–8 Tr.
SOLUNAT Nr. 21	Styptik	2 x 4–8 Tr.
SOLUNAT Nr. 11	Matrigen II ret.	2 x 4–8 Tr.
SOLUNAT Nr. 3	Azinat	2 x 5–15 Tr.
Nr. 24 Ulcussan		2 x ½–1 Teelöffel in einem Glas Wasser vor dem Essen

Bei hoher psychischer Belastung zusätzlich:

SOLUNAT Nr. 17	Sanguisol	2 x 5–10 Tr. morgens und mittags
SOLUNAT Nr. 4	Cerebretik	1–2 x 4–8 Tr. abends und zur Nachtruhe

Darmgeschwür

SOLUNAT Nr. 1	Alcangrol	2–3 x 5–10 Tr.
SOLUNAT Nr. 20	Stomachik II	2–3 x 5–10 Tr.
SOLUNAT Nr. 18	Splenetik	2 x 5–10 Tr.
SOLUNAT Nr. 11	Matrigen II ret.	2 x 5–10 Tr.
Nr. 24 Ulcussan		2 x ½–1 Teelöffel in einem Glas Wasser vor dem Essen

Darmpilzbefall

SOLUNAT Nr. 19	Stomachik I	2–3 x 5–10 Tr
SOLUNAT Nr. 2	Aquavit	2–3 x 5–10 Tr.
SOLUNAT Nr. 3	Azinat	2–3 x 5–10 Tr.

Ausleitungs- und Entgiftungskur (vgl. Kap. 7).

Darmblutungen

SOLUNAT Nr. 21	Styptik	2 x 5–10 Tr
SOLUNAT Nr. 11	Matrigen II ret.	2 x 5–10 Tr.

Hämorrhoiden

SOLUNAT Nr. 8	Hepatik	2–3 x 5–10 Tr
SOLUNAT Nr. 18	Splenetik	2–3 x 5–10 Tr.
SOLUNAT Nr. 21	Styptik	2–3 x 5–10 Tr.

Äußerlich:
Nr. 28 Ätherische Essenz I im Wechsel mit Nr. 25 Azinat-Salbe

Durchfall

SOLUNAT Nr. 21	Styptik	2–3 x 5–15 Tr.
SOLUNAT Nr. 11	Matrigen II ret.	2–3 x 5–10 Tr.

Zur Behandlung des chronisch und entzündlich gestörten Darms zusätzlich:

SOLUNAT Nr. 20	Stomachik II	2–3 x 5–10 Tr.
Nr. 24 Ulcussan		2 x ½–1 Teelöffel in einem Glas Wasser vor dem Essen
SOLUNAT Nr. 3	Azinat	2–3 x 5–15 Tr.

Bei nervös bedingter Diarrhö:

SOLUNAT Nr. 4	Cerebretik	2–3 x 4–8 Tr.

Blähungen und Roemheld-Syndrom

SOLUNAT Nr. 2	Aquavit	2–3 x 5–10 Tr.
SOLUNAT Nr. 19	Stomachik I	2–3 x 5–10 Tr.

Bei Roemheld-Syndrom zusätzlich:

SOLUNAT Nr. 5	Cordiak	2–3 x 4–8 Tr.
SOLUNAT Nr. 14	Polypathik	2–3 x 5–10 Tr.

Verstopfung

SOLUNAT Nr. 8	Hepatik	2–3 x 5–10 Tr.
SOLUNAT Nr. 19	Stomachik I	2–3 x 5–10 Tr.

Bei sehr starker Verstopfung zusätzlich:

SOLUNAT Nr. 18	Splenetik	2–3 x 5–10 Tr.
Nr. 24 Ulcussan		2 x ½–1 Teelöffel in einem Glas Wasser vor dem Essen

Analfistel

SOLUNAT Nr. 6	Dyscrasin	2–3 x 5–10 Tr.
SOLUNAT Nr. 1	Alcangrol	2–3 x 5–10 Tr.
SOLUNAT Nr. 3	Azinat	2–3 x 5–10 Tr.

Äußerlich:

Nr. 25 Azinat-Salbe	mehrmals täglich auftragen

Bei Analabszess zusätzlich:

SOLUNAT Nr. 21	Styptik	2–3 x 5–10 Tr.

16.4 Weitere Erkrankungen

Appetitlosigkeit und Aufstoßen

SOLUNAT Nr. 2	Aquavit	2 x 5–10 Tr. morgens und abends
SOLUNAT Nr. 4	Cerebretik	1 x 5–10 Tr. zur Nachtruhe
SOLUNAT Nr. 19	Stomachik I	3 x 5–10 Tr. vor den Mahlzeiten

Erbrechen

SOLUNAT Nr. 19	Stomachik I	2–3 x 5–10 Tr.
SOLUNAT Nr. 2	Aquavit	2–3 x 5–10 Tr.

Bei Nervosität zusätzlich:

SOLUNAT Nr. 4	Cerebretik	2–3 x 5–10 Tr.

Reizmagen und Reizkolon

SOLUNAT Nr. 2	Aquavit	2 x 5–10 Tr. morgens und mittags
SOLUNAT Nr. 17	Sanguisol	2 x 5–10 Tr. morgens und mittags
SOLUNAT Nr. 4	Cerebretik	1–2 x 4–8 Tr. abends und zur Nachtruhe

Bei Verstopfung zusätzlich:

SOLUNAT Nr. 19	Stomachik I	2–3 x 5–10 Tr.

Reflux

Nr. 24 Ulcussan	2 x ½ Teelöffel in einem Glas Wasser vor dem Essen
LUNASOL Johanniskraut Öl	1–3 Teelöffel auf ein Stück Brot

17. Leber, Galle und Bauchspeicheldrüse

17.1 Bemerkungen

Eine erkrankte Leber ist durch andere ausleitende Organe, wie die Nieren (SOLUNAT Nr. 16 Renalin), die Haut (SOLUNAT Nr. 6 Dyscrasin) und das Lymphsystem (SOLUNAT Nr. 9 Lymphatik) zu entlasten.

Leber, Galle, Bauchspeicheldrüse, Magen und Darm stehen in wechselseitiger Beziehung. Erfahrungsgemäß ist bei Patienten mit Leber-Galle-Erkrankungen auch die Darmflora gestört. Symptome können sein Flatulenz, Obstipation, Magendrücken, Appetitlosigkeit usw. (vgl. Kap. 16).

Die Psyche steht in engem Zusammenhang mit Leber und Galle. Bei fortdauernder psychischer Belastung „läuft die Laus über die Leber“ und „die Galle kommt hoch“. Entsprechend soll eine psycho-somatische Behandlung erfolgen (vgl. Kap. 26).

17.2 Erkrankungen der Leber

Lebererkrankungen

SOLUNAT Nr. 8	Hepatik	2–3 x 5–10 Tr.
SOLUNAT Nr. 21	Styptik	2–3 x 5–10 Tr.

Zur Stoffwechselaktivierung zusätzlich:
Ausleitungs- und Entgiftungskur (vgl. Kap. 7).

Gelbsucht

SOLUNAT Nr. 8	Hepatik	2–3 x 5–10 Tr.
SOLUNAT Nr. 21	Styptik	2–3 x 5–15 Tr.
SOLUNAT Nr. 6	Dyscrasin	2–3 x 5–10 Tr.

Bei starkem Juckreiz zusätzlich:
LUNASOL Kinderbalsam oder LUNASOL Kindercreme
LUNASOL Ringelblumen Öl

Hepatitis und Leberzirrhose

SOLUNAT Nr. 8 Hepatik 2–3 x 5–10 Tr.
SOLUNAT Nr. 21 Styptik 2 x 5–10 Tr.

Bei Schwächezuständen zusätzlich:
SOLUNAT Nr. 2 Aquavit 2 x 5–10 Tr. morgens und mittags
SOLUNAT Nr. 4 Cerebretik 1–2 x 4–8 Tr. abends und zur Nachtruhe

Zur Stärkung von Herz und Kreislauf zusätzlich:
SOLUNAT Nr. 5 Cordiak 2–3 x 5–10 Tr.
SOLUNAT Nr. 17 Sanguisol 2 x 5–10 Tr. morgens und mittags

Bei Magen-Darm-Beschwerden zusätzlich:
SOLUNAT Nr. 19 Stomachik I 2–3 x 5–10 Tr.

17.3 Erkrankungen der Galle

Gallenblasenentzündung

SOLUNAT Nr. 8 Hepatik 2–3 x 5–10 Tr.
SOLUNAT Nr. 21 Styptik 2–3 x 5–10 Tr.
SOLUNAT Nr. 19 Stomachik I 2–3 x 5–10 Tr.

Bei Gallenkoliken und Magen-Darm-Beschwerden (z.B. Übelkeit und Erbrechen) zusätzlich:
SOLUNAT Nr. 2 Aquavit 2–3 x 5–10 Tr.
SOLUNAT Nr. 14 Polypathik 2–3 x 10–20 Tr.

Gallensteine und Gallenkolik

SOLUNAT Nr. 18	Splenetik	2–3 x 5–10 Tr.
SOLUNAT Nr. 8	Hepatik	2–3 x 5–10 Tr.
SOLUNAT Nr. 21	Styptik	2–3 x 5–10 Tr.
SOLUNAT Nr. 19	Stomachik I	2–3 x 5–10 Tr.
Nr. 29 Ätherische Essenz II		2–3 x 2–4 Tr. auf Würfelzucker

Bei Gallenkoliken und Magen-Darm-Beschwerden zusätzlich:

SOLUNAT Nr. 2	Aquavit	2–3 x 5–10 Tr.
SOLUNAT Nr. 14	Polypathik	2–3 x 10–20 Tr.

Postcholezystektomiesyndrom

SOLUNAT Nr. 8	Hepatik	2 x 5–10 Tr.
SOLUNAT Nr. 21	Styptik	2 x 5–10 Tr.
SOLUNAT Nr. 2	Aquavit	2 x 5–10 Tr. morgens und mittags

Zur psychischen Regulation bei funktionellen Beschwerden:

SOLUNAT Nr. 17	Sanguisol	2 x 5–10 Tr. morgens und mittags
SOLUNAT Nr. 4	Cerebretik	1–2 x 4–8 Tr. abends und zur Nachtruhe
Nr. 30 Kombi-Set		Spagyrische Eigenbluttherapie

17.4 Erkrankungen der Bauchspeicheldrüse

Bauchspeicheldrüsenentzündung

SOLUNAT Nr. 8	Hepatik	2–3 x 5–10 Tr.
SOLUNAT Nr. 9	Lymphatik	2–3 x 5–10 Tr.
SOLUNAT Nr. 1	Alcangrol	2–3 x 5–10 Tr.
SOLUNAT Nr. 6	Dyscrasin	2–3 x 5–10 Tr.
SOLUNAT Nr. 11	Matrigen II ret.	2–3 x 5–10 Tr.

Bei Fieber zusätzlich:

SOLUNAT Nr. 7	Epidemik	2–4 x 5–15 Tr.

Bei Magen-Darm-Beschwerden (z.B. Übelkeit und Erbrechen) zusätzlich:

SOLUNAT Nr. 19	Stomachik I	2–3 x 5–10 Tr.
SOLUNAT Nr. 2	Aquavit	2–3 x 5–10 Tr.

18. Stoffwechsel

18.1 Zuckerkrankheit

SOLUNAT Nr. 1	Alcangrol	2–3 x 5–10 Tr.
SOLUNAT Nr. 9	Lymphatik	2–3 x 5–10 Tr.
SOLUNAT Nr. 8	Hepatik	2–3 x 5–10 Tr.

In regelmäßigen Abständen und bei Mykosen zusätzlich:
Ausleitungs- und Entgiftungskur (vgl. Kap. 7).

Bei Schwäche und Gewichtsabnahme zusätzlich:

SOLUNAT Nr. 2	Aquavit	2 x 5–10 Tr. morgens und mittags
SOLUNAT Nr. 17	Sanguisol	2 x 5–10 Tr. morgens und mittags
SOLUNAT Nr. 4	Cerebretik	1–2 x 4–8 Tr. abends und zur Nachtruhe

Bei Juckreiz zusätzlich:
LUNASOL Kindercreme oder LUNASOL Kinderbalsam

Bei Sehschwäche zusätzlich:

SOLUNAT Nr. 12	Ophthalmik	2–3 x 5–10 Tr.

18.2 Gicht und überhöhte Harnsäurewerte

SOLUNAT Nr. 14	Polypathik	2–3 x 5–10 Tr.
SOLUNAT Nr. 18	Splenetik	2–3 x 5–10 Tr.
SOLUNAT Nr. 3	Azinat	2–3 x 5–10 Tr.
SOLUNAT Nr. 9	Lymphatik	2–3 x 5–10 Tr.

Während des Anfalls und danach im Frühjahr und Herbst jeweils für 6 Wochen:
Ausleitungs- und Entgiftungskur (vgl. Kap. 7).

Bei Nierenschwäche zusätzlich:

SOLUNAT Nr. 16	Renalin	2–3 x 5–10 Tr.

18.3 Fettleibigkeit und Fettstoffwechselstörungen

SOLUNAT Nr. 18 Splenetik	2–3 x 5–10 Tr.
SOLUNAT Nr. 8 Hepatik	bei Fettleber 2–3 x 5–10 Tr.
SOLUNAT Nr. 5 Cordiak	bei Fettherz 2–3 x 5–10 Tr.

Im Frühjahr und Herbst jeweils für 6 Wochen:
Ausleitungs- und Entgiftungskur (vgl. Kap. 7).

Bei psychisch bedingten Essstörungen zusätzlich:

SOLUNAT Nr. 2 Aquavit	2 x 5–10 Tr. morgens und mittags
SOLUNAT Nr. 17 Sanguisol	2 x 5–10 Tr. morgens und mittags
SOLUNAT Nr. 4 Cerebretik	1–2 x 4–8 Tr. abends und vor der Nachtruhe
Nr. 30 Kombi-Set	Spagyrische Eigenbluttherapie

Bei durch Arteriosklerose bedingter Hypertonie zusätzlich:

SOLUNAT Nr. 14 Polypathik	2–3 x 5–10 Tr.
SOLUNAT Nr. 17 Sanguisol	2 x 5–10 Tr. morgens und mittags
SOLUNAT Nr. 5 Cordiak	2 x 5–10 Tr. morgens und mittags
SOLUNAT Nr. 16 Renalin	2–3 x 5–10 Tr.

18.4 Cellulitis

SOLUNAT Nr. 6 Dyscrasin	2–3 x 5–10 Tr.
SOLUNAT Nr. 9 Lymphatik	2–3 x 5–10 Tr.
SOLUNAT Nr. 3 Azinat	2–3 x 5–10 Tr.
LUNASOL Rosen Öl	zur Massage

19. Erkrankungen der Nieren und harnableitenden Organe

19.1 Nieren-, Blasenleiden und Harnbeschwerden

SOLUNAT Nr. 16 Renalin	2–3 x 5–10 Tr.
SOLUNAT Nr. 10 Matrigen I akt.	2–3 x 5–10 Tr.
SOLUNAT Nr. 18 Splenetik	2–3 x 5–10 Tr.

Bei Entzündungen zusätzlich:

SOLUNAT Nr. 3 Azinat	2–4 x 5–15 Tr.
SOLUNAT Nr. 21 Styptik	2–4 x 5–15 Tr.

19.2 Nieren- und Blasensteine

SOLUNAT Nr. 16 Renalin	2–3 x 5–10 Tr.
SOLUNAT Nr. 18 Splenetik	2–3 x 5–10 Tr.
SOLUNAT Nr. 10 Matrigen I akt.	2–3 x 5–10 Tr.

Bei drohender Kolik:

SOLUNAT Nr. 19 Stomachik I	2–3 x 5–10 Tr.
SOLUNAT Nr. 14 Polypathik	2–3 x 5–10 Tr.
SOLUNAT Nr. 21 Styptik	2–3 x 5–10 Tr.

Bei Entzündungen zusätzlich:

SOLUNAT Nr. 3 Azinat	2–4 x 5–15 Tr.
SOLUNAT Nr. 21 Styptik	2–2 x 5–15 Tr.

Bei Übelkeit und Erbrechen zusätzlich:

SOLUNAT Nr. 19 Stomachik I	2–3 x 5–10 Tr.
SOLUNAT Nr. 14 Polypathik	2–3 x 5–10 Tr.

20. Erkrankungen der Geschlechtsorgane

20.1 Erkrankungen der männlichen Geschlechtsorgane

Entzündung der Prostata

SOLUNAT Nr. 11 Matrigen II ret. 2 x 5–10 Tr.
SOLUNAT Nr. 21 Styptik 2 x 5–15 Tr.
SOLUNAT Nr. 3 Azinat 2–3 x 5–15 Tr.

Bei Schmerzen und zur Krampflösung:
SOLUNAT Nr. 14 Polypathik 2–3 x 5–20
SOLUNAT Nr. 10 Matrigen I akt. 2–3 x 5–10 Tr.

Bei Fieber zusätzlich:
SOLUNAT Nr. 7 Epidemik 2–3 x 5–20 Tr.

Vergrößerung der Prostata

SOLUNAT Nr. 1 Alcangrol 2–3 x 5–10 Tr.
SOLUNAT Nr. 9 Lymphatik 2–3 x 5–10 Tr.

Anregung des hormonellen Regelkreises

SOLUNAT Nr. 10 Matrigen I akt. 2–3 x 5–10 Tr.

20.2 Erkrankungen der weiblichen Geschlechtsorgane

Menstruationsstörungen

SOLUNAT Nr. 4 Cerebretik 2–3 x 4–8 Tr.
SOLUNAT Nr. 10 Matrigen I akt. 2–3 x 5–10 Tr.

Bei starken Periodenkrämpfen zusätzlich:
SOLUNAT Nr. 14 Polypathik 2–3 x 5–10 Tr.

Bei Anlage zu starker Menstruationsblutung zusätzlich:
SOLUNAT Nr. 11 Matrigen II ret. 2–3 x 5–10 Tr.
anstatt
SOLUNAT Nr. 10 Matrigen I akt.
SOLUNAT Nr. 21 Styptik 2–3 x 5–15 Tr.

Gebärmutterblutungen

SOLUNAT Nr. 11 Matrigen II ret. 2–3 x 5–10 Tr.
SOLUNAT Nr. 21 Styptik 2–3 x 5–10 Tr.

Bei körperlicher Erschöpfung zusätzlich:
SOLUNAT Nr. 2 Aquavit 2–3 x 5–10 Tr.

Vaginalsekretion

SOLUNAT Nr. 11 Matrigen II ret. 2–3 x 5–10 Tr.
SOLUNAT Nr. 21 Styptik 2–3 x 5–10 Tr.
SOLUNAT Nr. 6 Dyscrasin 2–3 x 5–10 Tr.

Eierstockzysten und Uterusmyome

SOLUNAT Nr. 1 Alcangrol 2–3 x 5–10 Tr.
SOLUNAT Nr. 9 Lymphatik 2–3 x 5–10 Tr.
SOLUNAT Nr. 16 Renalin 2–3 x 5–10 Tr.

Bei Blutungen zusätzlich:
SOLUNAT Nr. 11 Matrigen II ret. 2–3 x 5–10 Tr.
SOLUNAT Nr. 21 Styptik 2–3 x 5–10 Tr.

Vaginalpilz

SOLUNAT Nr. 16	Renalin	1 x 5–10 Tr. morgens
SOLUNAT Nr. 10	Matrigen I akt.	2–3 x 5–10 Tr.
SOLUNAT Nr. 3	Azinat	2–4 x 5–10 Tr.

Ausleitungs- und Entgiftungskur (vgl. Kap. 7).

Bei Schlafstörungen und nervöser Verspannung zusätzlich:

SOLUNAT Nr. 4	Cerebretik	1–2 x 4–8 Tr. abends und zur Nachtruhe

Eileiter- und Eierstockentzündung

SOLUNAT Nr. 11	Matrigen II ret.	2 x 5–10 Tr.
SOLUNAT Nr. 21	Styptik	2 x 5–10 Tr.
SOLUNAT Nr. 3	Azinat	2–4 x 5–15 Tr.

Bei Erbrechen zusätzlich:

SOLUNAT Nr. 2	Aquavit	2–3 x 5–10 Tr.

Bei Fieber anstatt SOLUNAT Nr. 3 Azinat:

SOLUNAT Nr. 7	Epidemik	2–4 x 5–15 Tr.

Verhärtete Brüstdrüsen

SOLUNAT Nr. 10	Matrigen I akt.	2–3 x 5–10 Tr.
SOLUNAT Nr. 6	Dyscrasin	2–3 x 5–10 Tr.
SOLUNAT Nr. 1	Alcangrol	2–3 x 5–10 Tr.

LUNASOL Johanniskraut Öl
oder LUNASOL Rosen Öl — sanfte Massage der Brustdrüsen

Bei Zysten-, und Lipombildung zusätzlich:
Nr. 26 Alcangrol-Salbe

Anregung des hormonellen Regelkreises

SOLUNAT Nr. 10	Matrigen I akt.	2–3 x 5–10 Tr.

20.3 Wechseljahrbeschwerden

SOLUNAT Nr. 6	Dyscrasin	während den Wechseljahren 2 x 10 Tr. über 4 Wochen, 3–4 x jährlich

Zur Aktivierung:

SOLUNAT Nr. 10	Matrigen I akt.	2–3 x 5–10 Tr.
SOLUNAT Nr. 2	Aquavit	2 x 5–10 Tr. morgens und mittags

Zur Retardierung:

SOLUNAT Nr. 11	Matrigen II ret.	2–3 x 5–10 Tr. morgens
SOLUNAT Nr. 4	Cerebretik	1–2 x 4–8 Tr. abends und zur Nachtruhe

Bei innerer Unruhe und Spannungszuständen zusätzlich:

SOLUNAT Nr. 17	Sanguisol	2 x 5–10 Tr. morgens und mittags
SOLUNAT Nr. 4	Cerebretik	1–2 x 4–8 Tr. abends und zur Nachtruhe
LUNASOL Johanniskraut Öl		3 x 1 Teelöffel auf Brot mit Prise Salz

Bei Depressionen, Lustlosigkeit oder Schwäche zusätzlich:

SOLUNAT Nr. 2	Aquavit	2 x 5–10 Tr. morgens und mittags
SOLUNAT Nr. 17	Sanguisol	2 x 5–10 Tr. morgens und mittags
SOLUNAT Nr. 4	Cerebretik	1–2 x 4–8 Tr. abends und zur Nachtruhe

Bei Herzneurose zusätzlich:

SOLUNAT Nr. 5	Cordiak	2–3 x 5–8 Tr.
SOLUNAT Nr. 17	Sanguisol	2–3 x 5–10 Tr.
SOLUNAT Nr. 4	Cerebretik	1–2 x 4–8 Tr. abends und zur Nachtruhe
LUNASOL Johanniskraut Öl		auf Herzgegend einmassieren

Bei Ein- und Durchschlafstörungen zusätzlich:

SOLUNAT Nr. 4	Cerebretik	1–2 x 4–8 Tr. abends und zur Nachtruhe
SOLUNAT Nr. 8	Hepatik	1 x 10 Tr. abends

20.4 Unerfüllte Sexualität und Kinderwunsch

Impotenz und Frigidität

SOLUNAT Nr. 2	Aquavit	2 x 5–10 Tr. morgens und mittags
SOLUNAT Nr. 4	Cerebretik	1 x 4–8 Tr. abends zur Nachtruhe

Unmittelbar vor dem Sex:

SOLUNAT Nr. 2	Aquavit	10–20 Tr.

Fruchtbarkeitsstörung von Mann und Frau

SOLUNAT Nr. 10	Matrigen I akt.	2 x 5–10 Tr. morgens und mittags
SOLUNAT Nr. 4	Cerebretik	1 x 4–8 Tr. abends
SOLUNAT Nr. 9	Lymphatik	1–2 x 5–10 Tr.
SOLUNAT Nr. 16	Renalin	1–2 x 5–10 Tr.

21. Haut

21.1 Entzündliche Hauterkrankungen

Wundheilungsstörungen

SOLUNAT Nr. 21	Styptik	2–3 x 5–10 Tr.
SOLUNAT Nr. 11	Matrigen II ret.	2–3 x 5–10 Tr.

Bei Hauteiterungen zusätzlich:

SOLUNAT Nr. 1	Alcangrol	2 x 5–10 Tr.
SOLUNAT Nr. 9	Lymphatik	2 x 5–10 Tr.
SOLUNAT Nr. 6	Dyscrasin	2–3 x 5–10 Tr.

Äußerlich:

Nr. 25 Azinat-Salbe	mehrmals täglich im Wechsel mit
Nr. 26 Alcangrol-Salbe	vorsichtig auftragen

Bei ursächlichen Durchblutungsstörungen siehe „Unterschenkelgeschwür" Kap. 14.4.

Akne

SOLUNAT Nr. 6	Dyscrasin	2–3 x 5–10 Tr.
SOLUNAT Nr. 9	Lymphatik	2–3 x 5–10 Tr.
SOLUNAT Nr. 18	Splenetik	2–3 x 5–10 Tr.

Im Verlauf der Erkrankung und danach im Frühjahr und Herbst für jeweils 6 Wochen:
Ausleitungs- und Entgiftungskur (vgl. Kap. 7).

Äußerlich:

Nr. 25 Azinat-Salbe	mehrmals dünn auftragen
LUNASOL Kinderbalsam	

21.2 Ekzem, Neurodermitis und Schuppenflechte

SOLUNAT Nr. 6	Dyscrasin	2 x 3 Tr. morgens und mittags langsam steigern auf 2–3 x 5–10 Tr.
SOLUNAT Nr. 9	Lymphatik	2–3 x 5–10 Tr.

Im Verlauf der Erkrankung und anschließend im Frühjahr und Herbst für jeweils 6 Wochen:
Ausleitungs- und Entgiftungskur (vgl. Kap. 7).

Äußerlich:

Nr. 25 Azinat-Salbe	mehrmals täglich
LUNASOL Kinderbalsam und Kindercreme	zur Linderung des Juckreizes

Bei hoher psychischer Belastung zusätzlich:

SOLUNAT Nr. 17	Sanguisol	2 x 5–10 Tr. morgens und mittags
SOLUNAT Nr. 4	Cerebretik	1–2 x 4–8 Tr. abends und zur Nachtruhe

21.3 Nesselsucht

SOLUNAT Nr. 6	Dyscrasin	2 x 7 Tr. morgens und mittags langsam steigern auf 2–3 x 5–10 Tr.
SOLUNAT Nr. 9	Lymphatik	2–3 x 5–10 Tr.
SOLUNAT Nr. 3	Azinat	2–3 x 5–15 Tr.

Zur Juckreizlinderung zusätzlich:
LUNASOL Kinderbalsam

Bei chronischer Urtikaria zusätzlich:
Entgiftungs- und Ausleitungskur (vgl. Kap. 7)

Bei Magen-Darm-Beschwerden zusätzlich:

SOLUNAT Nr. 19	Stomachik I	2–3 x 5–10 Tr.

Bei Kopfschmerzen zusätzlich:

SOLUNAT Nr. 14	Polypathik	2–3 x 5–10 Tr.
SOLUNAT Nr. 4	Cerebretik	2–3 x 4–8 Tr.

21.4 Infektionen der Haut

Abszess

SOLUNAT Nr. 21	Styptik	2–3 x 5–10 Tr.
SOLUNAT Nr. 9	Lymphatik	2–3 x 5–10 Tr.
SOLUNAT Nr. 6	Dyscrasin	2–3 x 5–10 Tr.

Äußerlich:

Nr. 25 Azinat-Salbe	mehrmals täglich dünn auftragen

Furunkel

SOLUNAT Nr. 3	Azinat	2–3 x 5–10 Tr.
SOLUNAT Nr. 9	Lymphatik	2–3 x 5–10 Tr.
SOLUNAT Nr. 6	Dyscrasin	2 x 3 Tr. morgens und mittags langsam steigern auf 2–3 x 5–10 Tr.

Äußerlich:

Nr. 25 Azinat-Salbe	mehrmals täglich dünn auftragen
SOLUNAT Nr. 21 Styptik	30 Tr. auf 100ml abgekochtes Wasser zum Auswaschen

Herpes simplex

Nr. 28 Ätherische Essenz I		die entstehenden Herpesbläschen dünn betupfen
SOLUNAT Nr. 3	Azinat	2–4 x 5–15 Tr.
SOLUNAT Nr. 9	Lymphatik	2–3 x 5–10 Tr.
SOLUNAT Nr. 6	Dyscrasin	2–3 x 5–10 Tr.

Zur Besserung des Wohlbefindens zusätzlich:
SOLUNAT Nr. 2 Aquavit 2 x 5–10 Tr. morgens und mittags

Zur Juckreizlinderung zusätzlich:
LUNASOL Kinderbalsam

Bei stressbedingten Spannungszuständen zusätzlich:
SOLUNAT Nr. 4 Cerebretik 2–3 x 4–8 Tr.

Bei Lymphknotenschwellungen zusätzlich:
SOLUNAT Nr. 9 Lymphatik 2–3 x 5– 10 Tr.

Bei Fieber zusätzlich:
SOLUNAT Nr. 7 Epidemik 2–3 x 5–15 Tr.

Bei starker Belastung mit Stoffwechselschlacken:
Entgiftungs- und Ausleitungskur (vgl. Kap. 7)

Herpes zoster

SOLUNAT Nr. 3	Azinat	2–4 x 5–15 Tr.
Nr. 28 Ätherische Essenz I		auf Bläschen auftupfen
Nr. 25 Azinat-Salbe		auf schmerzende Hautzonen auftragen

Pilzerkrankungen

SOLUNAT Nr. 3	Azinat	2–3 x 5–10 Tr.
SOLUNAT Nr. 6	Dyscrasin	2–3 x 5–10 Tr.

Entgiftungs- und Ausleitungskur (vgl. Kap. 7)

Bei Scheidenpilz zusätzlich:

SOLUNAT Nr. 10	Matrigen I akt.	2–3 x 5–10 Tr.

Bei Befall im Magen-Darmbereich zusätzlich:

SOLUNAT Nr. 19	Stomachik I	2–3 x 5–10 Tr.
Nr. 24 Ulcussan		1–3 x ½–1 Teelöffel in einem Glas Wasser vor dem Essen

Bei Befall der Harnröhre und -blase zusätzlich:

SOLUNAT Nr. 16	Renalin	2–3 x 5–10 Tr.

21.5 Weitere Störungen

Wunden und Blutungen

SOLUNAT Nr. 21	Styptik	2–4 x 5–15 Tr.
SOLUNAT Nr. 11	Matrigen II ret.	2–3 x 5–10 Tr.

Äußerlich:

SOLUNAT Nr. 21	Styptik	20–40 Tr. in abgekochtes Wasser oder Johanniskrauttee; damit Wickel befeuchten oder mit Wasser verdünnt die Wunde betupfen.

Trockene Schleimhäute

SOLUNAT Nr. 6 Dyscrasin 2– 3 x 5–10 Tr.

Nachtschweiß

SOLUNAT Nr. 18 Splenetik 2–3 x 5–10 Tr.
SOLUNAT Nr. 7 Epidemik 2–3 x 5–10 Tr.
Ursachen wie Tuberkulose, Tumore oder andere Erkrankungen, die mit Nachtschweiß einhergehen sind auszuschließen!

Fußschweiß

SOLUNAT Nr. 6 Dyscrasin 2–3 x 5–10 Tr.

Äußerlich:

SOLUNAT Nr. 21 Styptik	in kühles Wasser für Fußwaschungen
Nr. 28 Ätherische Essenz I	in Mischung mit Nr. 29 Ätherische Essenz II im Verhältnis 1:1 zur abendlichen Fußmassage

Haarausfall

Nr. 28 Ätherische Essenz I den Haarboden gut damit einreiben

Ausleitungs- und Entgiftungskur (vgl. Kap. 7).

22. Schilddrüse

22.1 Kropf

SOLUNAT Nr. 22 Strumatik I	2–3 x 5–10 Tr.
Nr. 23 Strumatik II	2 x Messerspitze auf einen Teelöffel mit Wasser

Äußerlich:

Nr. 27 Struma-Salbe	mehrmals dünn auftragen

Bemerkung Bernus: *»Man achte streng darauf, dass Kropfbehandlung nur bei abnehmendem Mond begonnen und jeweils nur während der vierzehn Tage des abnehmenden Mondes durchgeführt wird; dann Pause, bis der Mond wieder abzunehmen beginnt.«*[9]

22.2 Chronische Schilddrüsenüberfunktion mit Kropfbildung und Morbus Basedow

SOLUNAT Nr. 22 Strumatik I	2–3 x 5–10 Tr.
Nr. 23 Strumatik II	2 x Messerspitze auf einen Teelöffel mit Wasser

Bemerkung: SOLUNAT Nr. 22 Strumatik I und Nr. 23 Strumatik II werden im täglichen Wechsel, jeweils bei abnehmendem Mond eingenommen.

Bei Schilddrüsenautonomie durch gutartige Adenome zusätzlich:

SOLUNAT Nr. 1 Alcangrol	2–3 x 5–10 Tr.
SOLUNAT Nr. 9 Lymphatik	2–3 x 5–10 Tr.

Bei Morbus Basedow zusätzlich:

SOLUNAT Nr. 8 Hepatik	2–3 x 5–10 Tr.
SOLUNAT Nr. 16 Renalin	2–3 x 5–10 Tr.

Äußerlich:

Nr. 27 Struma-Salbe	mehrmals dünn auftragen

Bei hoher psychischer Belastung zusätzlich:

SOLUNAT Nr. 17	Sanguisol	2 x 5–10 Tr. morgens und mittags
SOLUNAT Nr. 4	Cerebretik	1–2 x 4–8 Tr. abends und zur Nachtruhe

Bei akuten Spannungszuständen:

SOLUNAT Nr. 14	Polypathik	2–3 x 5–10 Tr.

Bei Herzaffektionen zusätzlich:

SOLUNAT Nr. 5	Cordiak	1 x 5 Tr.
SOLUNAT Nr. 17	Sanguisol	1 x 5 Tr.
SOLUNAT Nr. 4	Cerebretik	1–2 x 4–8 Tr. abends und zur Nachtruhe
LUNASOL JohanniskrautÖl		auf Herzgegend einmassieren

Bei Magen-Darm-Problemen zusätzlich:

SOLUNAT Nr. 19	Stomachik I	2–3 x 5–10 Tr.

Bei Muskelschwäche zusätzlich:

SOLUNAT Nr. 10	Matrigen I akt.	2–3 x 5–10 Tr.
SOLUNAT Nr. 6	Dyscrasin	2–3 x 5–10 Tr.

Bei überstarker Menstruation zusätzlich:

SOLUNAT Nr. 11	Matrigen II ret.	2–3 x 5–10 Tr.
SOLUNAT Nr. 21	Styptik	2–3 x 5–10 Tr.

22.3 Akute Schilddrüsenüberfunktion

SOLUNAT Nr. 11	Matrigen II ret.	2–3 x 5–10 Tr.
SOLUNAT Nr. 14	Polypathik	2–3 x 5–10 Tr.
SOLUNAT Nr. 4	Cerebretik	1–2 x 4–8 Tr. abends und zur Nachtruhe

22.4 Schilddrüsenunterfunktion und -entzündung

SOLUNAT Nr. 22 Strumatik I	2–3 x 5–10 Tr.
Nr. 23 Strumatik II	2 x Messerspitze auf einen Teelöffel mit Wasser

Zur Stoffwechselregulation zusätzlich:

SOLUNAT Nr. 1	Alcangrol	2 x 5–10 Tr.
SOLUNAT Nr. 9	Lymphatik	2 x 5–10 Tr.

Bei Schilddrüsenentzündung zusätzlich:

SOLUNAT Nr. 3	Azinat	2–4 x 5–10 Tr.

Bei Antriebslosigkeit, Abgeschlagenheit und depressiver Verstimmung zusätzlich:

SOLUNAT Nr. 2	Aquavit	2–3 x 5–10 Tr. morgens und mittags
SOLUNAT Nr. 17	Sanguisol	2 x 5–8 Tr. morgens und mittags
SOLUNAT Nr. 4	Cerebretik	1–2 x 4–8 Tr. abends und zur Nachtruhe

22.5 Hashimoto-Thyreoiditis

Die Behandlung erfolgt individuell entsprechend den Laborparametern und körperlichen Beschwerden:
Zu Beginn können die Symptome einer akuten oder einer chronischen Hyperthyreose stehen (siehe oben). Im weiteren Verlauf kann es zu den Symptomen einer Hypothyreose kommen (siehe oben). — Bei einer Verkleinerung der Schilddrüse entfällt der Einsatz von SOLUNAT Nr. 1 Alcangrol.

Da es sich bei der Hashimoto-Thyreoiditis um eine entzündliche Autoimmunerkrankung handelt empfiehlt sich der zusätzliche Einsatz von
SOLUNAT Nr. 3 Azinat 2–4 x 5–15 Tr.

Bei psychischer Belastung zusätzlich:

Nr. 30 Kombi-Set Spagyrische Eigenbluttherapie

23. Lymphatisches System und Blut

23.1 Bemerkungen

Ein geschwächtes Lymphsystem geht oftmals mit einem geschwächten Immunsystem einher. Durch eine in regelmäßigen Abständen durchgeführte Entgiftungs- und Ausleitungskur (vgl. Kap. 7) wird das Lymphsystem und damit das Immunsystem gestärkt.

23.2 Erkrankungen des lymphatischen Systems

Milzerkrankungen jeder Art

SOLUNAT Nr. 18	Splenetik	2–3 x 5–10 Tr.
SOLUNAT Nr. 8	Hepatik	2–3 x 5–10 Tr.

Bei Milzwassersucht zusätzlich

SOLUNAT Nr. 14	Polypathik	2–3 x 5–10 Tr.

Mandelentzündung

SOLUNAT Nr. 3	Azinat	2–4 x 5–15 Tr.
SOLUNAT Nr. 21	Styptik	2–3 x 5–10 Tr.
SOLUNAT Nr. 6	Dyscrasin	2–3 x 5–10 Tr.

Äußerlich:

SOLUNAT Nr. 3	Azinat und	
SOLUNAT Nr. 21	Styptik	jeweils 30 Tropfen in 1/8 Liter Wasser oder Salbeitee gurgeln

Bei Kopfschmerzen zusätzlich:

SOLUNAT Nr. 14	Polypathik	2–3 x 5–10 Tr.
SOLUNAT Nr. 4	Cerebretik	2–3 x 4–8 Tr.

Bei Fieber zusätzlich:
SOLUNAT Nr. 7 Epidemik 2–4 x 5–20 Tr.

Bei Abgeschlagenheit und Schwäche zusätzlich:
SOLUNAT Nr. 2 Aquavit 2–3 x 5–10 Tr.

„Blutvergiftung"

SOLUNAT Nr. 9 Lymphatik 2 x 10–15 Tr.
SOLUNAT Nr. 18 Splenetik 2 x 5–10 Tr.
SOLUNAT Nr. 21 Styptik 2 x 5–15 Tr.
SOLUNAT Nr. 3 Azinat 2 x 5–10 Tr.

Lymphödem

SOLUNAT Nr. 14 Polypathik 2–3 x 5–10 Tr.
SOLUNAT Nr. 18 Splenetik 2–3 x 5–10 Tr.

Bei Lymphstauung:
SOLUNAT Nr. 9 Lymphatik 2–3 x 5–15 Tr.

Bei nierenbedingtem Lymphödem:
SOLUNAT Nr. 16 Renalin 2–3 x 5–15 Tr.

Bei cardial bedingtem Lymphödem:
SOLUNAT Nr. 5 Cordiak 2–3 x 5–10 Tr.
SOLUNAT Nr. 17 Sanguisol 2–3 x 5–10 Tr.

23.3 Erkrankungen des Blutes

Blutarmut

SOLUNAT Nr. 3	Azinat	2–4 x 5–10 Tr.
SOLUNAT Nr. 10	Matrigen I akt.	2–3 x 5–10 Tr.
SOLUNAT Nr. 21	Styptik	2–3 x 5–10 Tr.
SOLUNAT Nr. 17	Sanguisol	2–3 x 5–10 Tr.
SOLUNAT Nr. 8	Hepatik	2–3 x 5–10 Tr.

Bei Müdigkeit und Abgeschlagenheit zusätzlich:

SOLUNAT Nr. 2	Aquavit	2–3 x 5–10 Tr.

Bei Herz-Kreislaufproblemen zusätzlich:

SOLUNAT Nr. 5	Cordiak	2–3 x 4–8 Tr.
SOLUNAT Nr. 17	Sanguisol	2–3 x 5–10 Tr.

Bleichsucht

SOLUNAT Nr. 10	Matrigen I akt.	bei Anlage zu Menstruationsverhaltung
SOLUNAT Nr. 11	Matrigen II ret.	bei Anlage zu starker Menstruationsblutung 2–3 x 5–10 Tr.
SOLUNAT Nr. 2	Aquavit	2–3 x 5–10 Tr.
SOLUNAT Nr. 5	Cordiak	2–3 x 5–10 Tr.
SOLUNAT Nr. 6	Dyscrasin	2–3 x 5–10 Tr.

Leukämie (begleitend)

Zur Verbesserung des Allgemeinzustands bzw. Wohlbefindens:

SOLUNAT Nr. 3	Azinat	2–3 x 5–10 Tr.
SOLUNAT Nr. 1	Alcangrol	2–3 x 5–10 Tr.
SOLUNAT Nr. 5	Cordiak	2 x 5–10 Tr.
SOLUNAT Nr. 17	Sanguisol	2 x 5–10 Tr.
SOLUNAT Nr. 8	Hepatik	2 x 5–10 Tr.

Bei Müdigkeit und Abgeschlagenheit zusätzlich:

SOLUNAT Nr. 2	Aquavit	2–3 x 5–10 Tr.

Bei Appetitlosigkeit und Übelkeit zusätzlich:

SOLUNAT Nr. 19	Stomachik I	2–3 x 5–10 Tr.

Bei Kopfschmerzen zusätzlich:

SOLUNAT Nr. 14	Polypathik	2–3 x 5–10 Tr.
SOLUNAT Nr. 4	Cerebretik	2–3 x 4–8 Tr.

24. Nervensystem

24.1 Bemerkungen

Nervenkrankheiten stehen oftmals in ursächlichem Zusammenhang mit einem geschwächten Immunsystem, Herd-, Schwermetallbelastungen und chemischen Noxen. In diesen Fällen soll eine Entgiftungs- und Ausleitungskur durchgeführt werden (vgl. Kap. 7).

24.2 Kopf- und Gesichtsschmerz

Kopfschmerz

Nervöser Art:

SOLUNAT Nr. 4 Cerebretik	2–4 x 5–8 Tr.
SOLUNAT Nr. 14 Polypathik	2–4 x 5–10 Tr.

Äußerlich:

Nr. 28 Ätherische Essenz I	mehrmals täglich auf Schläfen, Stirn, Nacken und hinter den Ohren

Bei magenbedingten Kopfschmerzen zusätzlich:

SOLUNAT Nr. 19 Stomachik I	2–3 x 5–10 Tr.

Bei Magen-, Atmungs- und Antriebsstörung zusätzlich:

SOLUNAT Nr. 2 Aquavit	2–3 x 10–15 Tr.

Bei nieren-bedingten Kopfschmerzen zusätzlich:

SOLUNAT Nr. 16 Renalin	2–3 x 5–10 Tr.

Bei leber-galle-bedingten Kopfschmerzen zusätzlich:

SOLUNAT Nr. 8 Hepatik	2–3 x 5–10 Tr.

Bei herz-kreislauf-bedingten Kopfschmerzen zusätzlich:

SOLUNAT Nr. 5	Cordiak	2–3 x 4–8 Tr.
SOLUNAT Nr. 17	Sanguisol	bei Hypotonie — 2–3 x 5–10 Tr.
SOLUNAT Nr. 14	Polypathik	bei Hypertonie — erhöhen auf 3–4 x 10–12 Tr.

Migräne

SOLUNAT Nr. 4	Cerebretik	2–3 x 5–10 Tr.
SOLUNAT Nr. 14	Polypathik	2–3 x 5–10 Tr.
SOLUNAT Nr. 18	Splenetik	2–3 x 5–10 Tr.

Bei Frauen zusätzlich:

SOLUNAT Nr. 10	Matrigen I akt.	bei Frauen mit „schwacher“ Menstruation
SOLUNAT Nr. 11	Matrigen II ret.	bei Frauen mit „starker“ Menstruation jeweils 2–3 x 5–10 Tr.

Äußerlich:

Nr. 28 Ätherische Essenz I	mehrmals täglich auf Schläfen, Stirn, Nacken und hinter den Ohren

Neuralgien

SOLUNAT Nr. 14	Polypathik	2–3 x 5–10 Tr.
SOLUNAT Nr. 4	Cerebretik	2–3 x 5–10 Tr.
SOLUNAT Nr. 6	Dyscrasin	2–3 x 5–10 Tr.

Äußerlich:

Nr. 28 Ätherische Essenz I	mehrmals täglich auf den betroffenen Stellen

Bei Gesichtsneuralgien zusätzlich:

SOLUNAT Nr. 16	Renalin	2–3 x 5–10 Tr.
SOLUNAT Nr. 8	Hepatik	2–3 x 5–10 Tr.

24.3 Degenerative und entzündliche Erkrankungen des Nervensystems

Multiple Sklerose, Morbus Parkinson, Morbus Alzheimer und Demenz (adjuvant)

SOLUNAT Nr. 4	Cerebretik	2–3 x 4–8 Tr.
SOLUNAT Nr. 17	Sanguisol	2–3 x 5–10 Tr.
SOLUNAT Nr. 14	Polypathik	2–3 x 5–10 Tr.

Bei Multipler Sklerose zusätzlich:

SOLUNAT Nr. 3	Azinat	2–3 x 5–10 Tr.

Bei Morbus Parkinson, Morbus Alzheimer und Demenz zusätzlich:

SOLUNAT Nr. 2	Aquavit	2 x 5–10 Tr. morgens und mittags

Bei Müdigkeit, depressiver Stimmung und Erbrechen zusätzlich:

SOLUNAT Nr. 2	Aquavit	2 x 5–10 Tr. morgens und mittags
SOLUNAT Nr. 19	Stomachik I	2–3 x 5–10 Tr.

24.4 Erkrankungen des peripheren Nervensystems

Nervenwurzelsyndrome und Polyneuropathie

SOLUNAT Nr. 4	Cerebretik	2–3 x 4–8 Tr.
SOLUNAT Nr. 17	Sanguisol	2–3 x 5–10 Tr.
SOLUNAT Nr. 14	Polypathik	2–3 x 5–10 Tr.

Bei Frauen zusätzlich:

SOLUNAT Nr. 10	Matrigen I akt.	bei Frauen mit „schwacher" Menstruation
SOLUNAT Nr. 11	Matrigen II ret.	bei Frauen mit „starker" Menstruation jeweils 2–3 x 5–10 Tr.

Äußerlich:

Nr. 28 Ätherische Essenz I	mehrmals täglich auf Schläfen, Stirn, Nacken und hinter den Ohren einmassieren

Bei Polyneuritis zusätzlich:

SOLUNAT Nr. 3 Azinat	2–3 x 5–10 Tr.

Bei Müdigkeit und depressiver Verstimmung zusätzlich:

SOLUNAT Nr. 2 Aquavit	2 x 5–10 Tr. morgens und mittags

Bei Erbrechen und Magen-Darm-Beschwerden zusätzlich:

SOLUNAT Nr. 19 Stomachik I	2–3 x 5–10 Tr.

24.5 Weitere Erkrankungen

Epilepsie

SOLUNAT Nr. 14 Polypathik	1–2 x 5–10 Tr. morgens und mittags
SOLUNAT Nr. 10 Matrigen I akt.	1–2 x 5–10 Tr. morgens und mittags
SOLUNAT Nr. 17 Sanguisol	1–2 x 5–10 Tr. morgens und mittags
SOLUNAT Nr. 4 Cerebretik	1–2 x 4–8 Tr. abends und zur Nachtruhe

Lähmungen

SOLUNAT Nr. 4 Cerebretik	2–3 x 4–8 Tr.
SOLUNAT Nr. 17 Sanguisol	2–3 x 5–10 Tr.
SOLUNAT Nr. 14 Polypathik	2–3 x 5–10 Tr.
SOLUNAT Nr. 2 Aquavit	2–3 x 5–10 Tr.

Äußerlich:

Nr. 28 Ätherische Essenz I	mehrmals täglich einmassieren

Restless legs

SOLUNAT Nr. 14	Polypathik	2–3 x 5–10 Tr.
SOLUNAT Nr. 10	Matrigen I akt.	2 x 5–10 Tr. morgens und mittags
SOLUNAT Nr. 4	Cerebretik	1–2 x 4–8 Tr. abends und zur Nachtruhe

„Schleifenträume“

SOLUNAT Nr. 14	Polypathik	2–3 x 5–10 Tr.

25. Augen, Ohren und Nase

25.1 Augenerkrankungen jeder Art

SOLUNAT Nr. 12 Ophthalmik	2–3 x 5–8 Tr.
SOLUNAT Nr. 17 Sanguisol	2–3 x 5–10 Tr.

Bei Nieren- und/ oder Leberschwäche zusätzlich:

SOLUNAT Nr. 16 Renalin	2–3 x 5–10 Tr.
SOLUNAT Nr. 8 Hepatik	2–3 x 5–10 Tr.

Äußerlich:

SOLUNAT Nr. 12 Ophthalmik	10 Tr. in abgekochtes Wasser für Augenumschläge geben

Bei entzündlichen Augenerkrankungen zusätzlich:

SOLUNAT Nr. 21 Styptik	2–3 x 5–15 Tr.
SOLUNAT Nr. 3 Azinat	2–3 x 5–15 Tr.

Bei stoffwechsel-bedingten Augenerkrankungen in regelmäßigen Abständen:
Ausleitungs- und Entgiftungskur (vgl. Kap. 7).

25.2 Ohrenerkrankungen jeder Art

SOLUNAT Nr. 14 Polypathik	2–3 x 5–10 Tr.
SOLUNAT Nr. 6 Dyscrasin	2–3 x 5–10 Tr.
SOLUNAT Nr. 7 Epidemik	2–3 x 5–20 Tr.

Äußerlich:

Nr. 28 Ätherische Essenz I	mehrmals hinter dem Ohr gut einmassieren

Bei Hörsturz und Tinnitus zusätzlich:

SOLUNAT Nr. 4 Cerebretik	2–3 x 4–8 Tr.
SOLUNAT Nr. 17 Sanguisol	2–3 x 5–10 Tr.

25.3 Erkrankungen der Nase

Nasenbluten

Akut:

SOLUNAT Nr. 21 Styptik	10–30 Tr. in einem Glas Wasser
SOLUNAT Nr. 3 Azinat	15–20 Tr. in einem Glas Wasser

Äußerlich:

SOLUNAT Nr. 21 Styptik	Papiertaschentuch mit SOLUNAT Nr. 21 Styptik tränken und ohne Druck in das blutende Nasenloch einführen

Chronisch:

SOLUNAT Nr. 21 Styptik	2–3 x 5–10 Tr.
SOLUNAT Nr. 3 Azinat	2–3 x 5–10 Tr.
Nr. 30 Kombi-Set	Spagyrische Eigenbluttherapie

Trockene Nasenschleimhäute

SOLUNAT Nr. 6 Dyscrasin	2–3 x 5–10 Tr.

26. Psyche

26.1 Erschöpfungssyndrom

SOLUNAT Nr. 2	Aquavit	2–3 x 5–10 Tr.
SOLUNAT Nr. 17	Sanguisol	2–3 x 5–10 Tr.

Bei Krampfzuständen zusätzlich:

SOLUNAT Nr. 2	Aquavit	reduzieren auf 2 x 5–10 Tr. morgens und mittags
SOLUNAT Nr. 17	Sanguisol	reduzieren auf 2 x 5–10 Tr. morgens und mittags
SOLUNAT Nr. 10	Matrigen I akt.	2 x 5–10 Tr. morgens und mittags

Bei Schlafstörungen zusätzlich:

SOLUNAT Nr. 4	Cerebretik	1–2 x 4–8 Tr. abends und zur Nachtruhe
LUNASOL Raumspray		im Schlafraum oder auf dem Kopfkissen schafft es eine entspannte und damit schlaffördernde Stimmung

26.2 Depressive Verstimmung

SOLUNAT Nr. 2	Aquavit	2 x 5–10 Tr. morgens und mittags
SOLUNAT Nr. 17	Sanguisol	2 x 5–10 Tr. morgens und mittags
SOLUNAT Nr. 4	Cerebretik	1–2 x 4–8 Tr. abends und zur Nachtruhe

Bei starker Depression zusätzlich:

SOLUNAT Nr. 5	Cordiak	2–3 x 5–10 Tr.
SOLUNAT Nr. 10	Matrigen I akt.	2 x 5– 10 Tr. morgens und mittags
LUNASOL JohanniskrautÖl		3 x einen Teelöffel auf einem Stück Brot mit Prise Salz über den Tag

Bei ursächlicher Leberschwäche zusätzlich:

SOLUNAT Nr. 8	Hepatik	2–3 x 5–10 Tr.

Bei gestörter Atemrhythmik und psycho-vegetativem Asthma zusätzlich:

SOLUNAT Nr. 15	Pulmonik	2–3 x 5–10 Tr.

Bei krampfhaften Zuständen zusätzlich:

SOLUNAT Nr. 14	Polypathik	2–3 x 5–10 Tr.

Bei psychisch stabilisiertem Zustand anschließend:

Nr. 30 Kombi-Set	Spagyrische Eigenbluttherapie

26.3 Essstörungen

Magersucht

SOLUNAT Nr. 2	Aquavit	1 x 5–10 Tr. morgens
SOLUNAT Nr. 19	Stomachik I	2 x 5–8 Tr. mittags und abends
SOLUNAT Nr. 17	Sanguisol	2 x 5–10 Tr. morgens und mittags
SOLUNAT Nr. 4	Cerebretik	1–2 x 4–8 Tr. abends und zur Nachtruhe

Bei chronischer Obstipation zusätzlich:

Nr. 24 Ulcussan		1–3 x ½–1 Teelöffel in einem Glas Wasser vor dem Essen
SOLUNAT Nr. 8	Hepatik	2–3 x 5–10 Tr.
SOLUNAT Nr. 19	Stomachik I	2–3 x 5–10 Tr.

Bei Hyperaktivität und Angstzuständen zusätzlich:

SOLUNAT Nr. 14	Polypathik	2–3 x 5–10 Tr.

Bei Menstruationsverhaltung nach Gewichtsstabilisierung zusätzlich:

SOLUNAT Nr. 10	Matrigen I akt.	2–3 x 5–10 Tr.

Bei Herz-Kreislauf-Problemen zusätzlich:

SOLUNAT Nr. 5	Cordiak	2–3 x 5–10 Tr.

Bulimie

SOLUNAT Nr. 2	Aquavit	2 x 5–10 Tr. morgens und mittags
SOLUNAT Nr. 20	Stomachik II	2–3 x 5–10 Tr.

Bei depressiver Verstimmung zusätzlich:

SOLUNAT Nr. 17	Sanguisol	2 x 5–10 Tr. morgens und mittags
SOLUNAT Nr. 4	Cerebretik	1–2 x 4–8 Tr. abends und zur Nachtruhe

Bei Menstruationsverhaltung zusätzlich:

SOLUNAT Nr. 10	Matrigen I akt.	2–3 x 5–10 Tr.

Bei Herz-Kreislauf-Problemen zusätzlich:

SOLUNAT Nr. 5	Cordiak	2–3 x 5–10 Tr.

26.4 Weitere Störungen

Hysterie

SOLUNAT Nr. 14	Polypathik	2–3 x 5–10 Tr.
SOLUNAT Nr. 11	Matrigen II ret.	2–3 x 5–10 Tr.
SOLUNAT Nr. 17	Sanguisol	2 x 5–10 Tr. morgens und mittags
SOLUNAT Nr. 4	Cerebretik	1–2 x 4–8 Tr. abends und zur Nachtruhe

Angst

SOLUNAT Nr. 14	Polypathik	2–3 x 5–10 Tr.
SOLUNAT Nr. 2	Aquavit	1 x 10 Tr. morgens
SOLUNAT Nr. 17	Sangusiol	1 x 10 Tr. mittags
SOLUNAT Nr. 4	Cerebretik	1–2 x 4–8 Tr. abends und zur Nachtruhe

Schlafstörungen

SOLUNAT Nr. 4 Cerebretik 2 x 4–10 Tr. abends und zur Nachtruhe

Bei Durchschlafstörungen zusätzlich:
SOLUNAT Nr. 8 Hepatik 1 x 10 Tr. abends

27. Schwangerschaft und nachgeburtliche Betreuung

27.1 Schwangerschaftsbegleitung

Übelkeit und Erbrechen

SOLUNAT Nr. 19	Stomachik I	2–3 x 3–10 Tr.
SOLUNAT Nr. 8	Hepatik	2 x 5–10 Tr. mittags und abends
SOLUNAT Nr. 4	Cerebretik	1–2 x 3–8 Tr. abends und zur Nachtruhe

Verstopfung

SOLUNAT Nr. 8	Hepatik	2–3 x 3–10 Tr.
SOLUNAT Nr. 19	Stomachik I	2–3 x 3–10 Tr.

Präeklampsie

Zur Hypertoniebehandlung:

SOLUNAT Nr. 14	Polypathik	2–3 x 3–10 Tr.
SOLUNAT Nr. 17	Sanguisol	2 x 3–10 Tr. morgens und mittags
SOLUNAT Nr. 4	Cerebretik	1 x 3–8 Tr. zur Nachtruhe
SOLUNAT Nr. 16	Renalin	2 x 3–10 Tr.

Frühgeburtsneigung und Gefahr von vorzeitigen Wehen

SOLUNAT Nr. 11	Matrigen II ret.	3 x 2–4 Tr.
SOLUNAT Nr. 6	Dyscrasin	3 x 2–4 Tr.
SOLUNAT Nr. 4	Cerebretik	3 x 4–8 Tr.

Anregung der Geburtswehen

SOLUNAT Nr. 10	Matrigen I akt.	2–3 x 5–10 Tr.

27.2 Nachgeburtliche Begleitung

Blutungsstillung unmittelbar nach der Geburt

SOLUNAT Nr. 11	Matrigen II ret.	2–3 x 5–10 Tr.
SOLUNAT Nr. 21	Styptik	2–3 x 5–10 Tr.

Erschöpfung

SOLUNAT Nr. 2	Aquavit	2 x 5–10 Tr. morgens und mittags
SOLUNAT Nr. 17	Sanguisol	2 x 5–10 Tr. morgens und mittags
SOLUNAT Nr. 4	Cerebretik	1–2 x 4–8 Tr. abends und zur Nachtruhe

Lochienstau und Kindbettfieber

SOLUNAT Nr. 11	Matrigen II ret.	2–3 x 5–10 Tr.
SOLUNAT Nr. 21	Styptik	2–3 x 5–10 Tr.

Bei Kindbettfieber zusätzlich:

SOLUNAT Nr. 7	Epidemik	2–3 x 5–15 Tr.

Uterusschleimhautentzündung

SOLUNAT Nr. 11	Matrigen II ret.	2–3 x 5–10 Tr.
SOLUNAT Nr. 21	Styptik	2–3 x 5–10 Tr.

Bei Fieber zusätzlich:

SOLUNAT Nr. 7	Epidemik	2–4 x 5–15 Tr.

Brustentzündung

SOLUNAT Nr. 11	Matrigen II ret.	2–3 x 5–10 Tr.
SOLUNAT Nr. 9	Lymphatik	2–3 x 5–10 Tr.
SOLUNAT Nr. 21	Styptik	2–3 x 5–10 Tr.
SOLUNAT Nr. 3	Azinat	2–4 x 5–10 Tr.

28. Kinder

28.1 Bemerkungen

Dosierung bei Neugeborenen und Säuglingen:
In der Regel 3 x 1 Tropfen auf die Brustwarze bzw. Sauger.

Dosierung bei Kindern bis zum 6. Lebensjahr:
In der Regel 2-3 x täglich 1 Tropfen für jedes Lebensjahr.

Ab dem 6. Lebensjahr bis zur Pubertät:
In der Regel 2-3 x täglich maximal 8 Tropfen; mit Abschluß der Pubertät entsprechend der Dosierung Erwachsener.

28.2 Hautausschlag mit und ohne Fieber

Windeldermatitis

Äußerlich:
LUNASOL Kinderbalsam
und LUNASOL Kindercreme

In besonders schweren Fällen zusätzlich:
SOLUNAT Nr. 21 Styptik und
SOLUNAT Nr. 3 Azinat — mehrmals täglich je 10 Tr. in ein lauwarmes Sitzbad

Milchschorf

SOLUNAT Nr. 6	Dyscrasin	2–3 x 1 Tr.
SOLUNAT Nr. 10	Matrigen I akt.	2–3 x 1 Tr.
SOLUNAT Nr. 17	Sanguisol	2–3 x 1 Tr.

Neurodermitis

SOLUNAT Nr. 6	Dyscrasin	2–3 x Tr. je nach Alter
SOLUNAT Nr. 9	Lymphatik	2–3 x Tr. je nach Alter
SOLUNAT Nr. 4	Cerebretik	2–3 x Tr. je nach Alter

Äußerlich:

Nr. 25 Azinat-Salbe	mehrmals täglich
LUNASOL Kinderbalsam	
und LUNASOL Kindercreme	zur Linderung des Juckreizes

Akne

SOLUNAT Nr. 6	Dyscrasin	2–3 x 10 Tr.
SOLUNAT Nr. 9	Lymphatik	2–3 x 10 Tr.
SOLUNAT Nr. 18	Splenetik	2–3 x 10 Tr.

Äußerlich:

Nr. 25 Azinat-Salbe	mehrmals dünn auftragen
LUNASOL Kinderbalsam	

Masern

SOLUNAT Nr. 7	Epidemik	2–4 x Tr. je nach Alter
SOLUNAT Nr. 6	Dyscrasin	2–3 x Tr. je nach Alter

Im Stadium der Abschuppung zusätzlich:

SOLUNAT Nr. 12	Ophthalmik	2–3 x Tr. je nach Alter
SOLUNAT Nr. 16	Renalin	2–3 x Tr. je nach Alter

28.3 Hals-Nasen-Ohren-Erkrankungen

Mumps

SOLUNAT Nr. 6	Dyscrasin	2–3 x Tr. je nach Alter
SOLUNAT Nr. 10	Matrigen I akt.	2–3 x Tr. je nach Alter
SOLUNAT Nr. 7	Epidemik	2–3 x Tr. je nach Alter
SOLUNAT Nr. 9	Lymphatik	2–3 x Tr. je nach Alter

Äußerlich:

Nr. 28 Ätherische Essenz I und	
Nr. 29 Ätherische Essenz II	im Verhältnis 1:1 gemischt mehrmals in der Hals- und Nackengegend einmassieren

Mandelentzündung

SOLUNAT Nr. 21	Styptik	2–3 x Tr. je nach Alter
SOLUNAT Nr. 3	Azinat	2–4 x Tr. je nach Alter
SOLUNAT Nr. 6	Dyscrasin	2–3 x Tr. je nach Alter

Äußerlich:

SOLUNAT Nr. 3	Azinat und	
SOLUNAT Nr. 21	Styptik	jeweils 30 Tropfen in 1/8 Liter-Wasser oder Salbeitee gurgeln

Ohrenentzündung

SOLUNAT Nr. 14	Polypathik	2–3 x Tr. je nach Alter
SOLUNAT Nr. 6	Dyscrasin	2–3 x Tr. je nach Alter
SOLUNAT Nr. 7	Epidemik	2–3 x Tr. je nach Alter

Äußerlich:

Nr. 28 Ätherische Essenz I	mehrmals hinter dem Ohr vorsichtig auftragen

Schnupfen

SOLUNAT Nr. 15 Pulmonik	2–3 x Tr. je nach Alter
SOLUNAT Nr. 3 Azinat	im akuten Stadium alle 2 Stunden; weiter 2–4 x Tr. je nach Alter
SOLUNAT Nr. 16 Renalin	2–3 x Tr. je nach Alter

Äußerlich:

Nr. 28 Ätherische Essenz I mit Nr. 29 Ätherische Essenz II	gemischt im Verhältnis 1:1 mehrmals täglich bei beginnender Erkrankung an der Nasenwurzel und in die Nasenlöcher
Nr. 29 Ätherische Essenz II	Einreibungen auf der Brust

Bronchitis

SOLUNAT Nr. 15 Pulmonik	2–3 x Tr. je nach Alter
SOLUNAT Nr. 3 Azinat	2–4 x Tr. je nach Alter
SOLUNAT Nr. 6 Dyscrasin	2–3 x Tr. je nach Alter
SOLUNAT Nr. 2 Aquavit	2–3 x Tr. je nach Alter

Äußerlich:

Nr. 29 Ätherische Essenz II	Einreibung auf der Brust

Asthma bronchiale

SOLUNAT Nr. 15 Pulmonik	2–3 x Tr. je nach Alter
SOLUNAT Nr. 3 Azinat	2–4 x Tr. je nach Alter
SOLUNAT Nr. 6 Dyscrasin	2–3 x Tr. je nach Alter
SOLUNAT Nr. 10 Matrigen I akt.	2–3 x Tr. je nach Alter
Nr. 29 Ätherische Essenz II	1 x 1–3 Tr. auf Würfelzucker

Äußerlich:

Nr. 29 Ätherische Essenz II	Einreibung auf der Brust

Bei Anfällen zusätzlich:

SOLUNAT Nr. 14	Polypathik	2–4 x Tr. je nach Alter

Keuchhusten

SOLUNAT Nr. 3	Azinat	2–3 x Tr. je nach Alter
SOLUNAT Nr. 10	Matrigen I akt.	2–3 x Tr. je nach Alter

In schweren Fällen zusätzlich:

SOLUNAT Nr. 14	Polypathik	2–3 x Tr. je nach Alter
SOLUNAT Nr. 6	Dyscrasin	2–4 x Tr. je nach Alter
SOLUNAT Nr. 15	Pulmonik	2–3 x Tr. je nach Alter

Äußerlich:

Nr. 28 Ätherische Essenz I und
Nr. 29 Ätherische Essenz II — im Verhältnis 1:1 gemischt mehrmals einmassieren

28.4 Magen-Darm-Beschwerden

Dreimonatskolik und Krämpfe

SOLUNAT Nr. 4	Cerebretik	3 x 1 Tropfen auf die Brustwarze bzw. Sauger

Bei starken Krämpfen zusätzlich:

SOLUNAT Nr. 14	Polypathik	3 x 1 Tropfen auf die Brustwarze bzw. Sauger

Blähungen und Verstopfung

SOLUNAT Nr. 2	Aquavit	2–3 x Tr. je nach Alter
SOLUNAT Nr. 19	Stomachik I	2–3 x Tr. je nach Alter

Bei Verstopfung zusätzlich:

SOLUNAT Nr. 18	Splenetik	2–3 x Tr. je nach Alter
SOLUNAT Nr. 8	Hepatik	2–3 x Tr. je nach Alter

Durchfall

SOLUNAT Nr. 21	Styptik	2–3 x Tr. je nach Alter
SOLUNAT Nr. 11	Matrigen II ret.	2–3 x Tr. je nach Alter

Zur Beruhigung zusätzlich:

SOLUNAT Nr. 4	Cerebretik	2–3 x Tr. je nach Alter

Zur Stärkung des Immunsystems zusätzlich:

SOLUNAT Nr. 3	Azinat	2–3 x Tr. je nach Alter

Erbrechen und Appetitlosigkeit

SOLUNAT Nr. 2	Aquavit	2–3 x Tr. je nach Alter
SOLUNAT Nr. 19	Stomachik I	2–3 x Tr. je nach Alter

28.5 Weitere Störungen

Konzentrationsstörungen und Zappelphillipsyndrom

SOLUNAT Nr. 2	Aquavit	2 x Tr. je nach Alter, morgens und mittags
SOLUNAT Nr. 4	Cerebretik	1–2 x Tr. je nach Alter, abends und zur Nachtruhe

Bei Zappelphillipsyndrom zusätzlich:

SOLUNAT Nr. 14	Polypathik	3 x Tr. je nach Alter

Unruhe und Aggressivität

SOLUNAT Nr. 14	Polypathik	2–3 x Tr. je nach Alter
SOLUNAT Nr. 4	Cerebretik	1–2 x Tr. je nach Alter, abends und zur Nachtruhe

Lustlosigkeit und Abgeschlagenheit

SOLUNAT Nr. 2	Aquavit	2 x Tr. je nach Alter, morgens und mittags
SOLUNAT Nr. 17	Sanguisol	2 x Tr. je nach Alter, morgens und mittags
SOLUNAT Nr. 3	Azinat	2–3 x Tr. je nach Alter

Bettnässen

SOLUNAT Nr. 11	Matrigen II ret.	2–3 x Tr. je nach Alter — sehr gering dosiert
SOLUNAT Nr. 16	Renalin	2 x Tr. je nach Alter — sehr gering dosiert, morgens und mittags

Schlafstörungen

SOLUNAT Nr. 4	Cerebretik	1–2 x Tr. je nach Alter — abends und zur Nachtruhe

Verzögerte Pubertät

SOLUNAT Nr. 10	Matrigen I akt.	2–3 x 10 Tr.

INDEX

29. Index der therapeutischen Anwendungen

29.1 SOLUNATE — Wirkkreise und Dosierungen

INDEX

SOLUNAT Nr. 1 Alcangrol

- Stoffwechselerkrankungen
- Adjuvant bei Geschwüren und Geschwülsten

2–3 x 3–15 Tropfen; in seltenen Fällen bis zu 3 x 30 Tropfen

SOLUNAT Nr. 2 Aquavit

- Körperliches "Lebenselixier" bzw. Tonikum
- Akute, nicht-entzündliche Magen-Darm-Erkrankungen (Nebenmittel von SOLUNAT Nr.19 Stomachik I)

2–4 x 5–10 Tropfen; bei Rhythmisierung Gaben nur morgens und mittags

SOLUNAT Nr. 3 Azinat

- Bei allen Entzündungen; v.a. das Atmungs-, Drüsen- und Hautsystem stehen unter seiner „Heilgewalt"
- Stärkung des Immunsystems

3–4 x 4–8 Tropfen; bei akuten Erkrankungen täglich 20–30 Tropfen

SOLUNAT Nr. 4 Cerebretik

- Sedierung von Seele und Geist, des Zentralnervensystems und des „Sonnengeflechts"
- Entkrampfend

2–4 x 4–8 Tropfen; bei Rhythmisierung Gaben nur abends

SOLUNAT Nr. 5 Cordiak

- Kräftigung und Regulation des körperlichen und ätherischen Herzens
- Herz-Kreislauf-Störungen

2–3 x 4–8 Tropfen

SOLUNAT Nr. 6 Dyscrasin

- Abbau dyscratischer Störungen des „Körpersäfteflusses" (Organentgiftung)
- Ausleitung über die Haut
- Regulation der Hautfunktion

2–3 x 5–10 Tropfen

SOLUNAT Nr. 7 Epidemik

- Regulation der Körpertemperatur — „Großes Fiebergegenmittel"

2–3 x 10–15 Tropfen

SOLUNAT Nr. 8 Hepatik

- Erkrankungen der Leber und Gallenblase
- Entgiftend und ausleitend über die Leber

2–3 x 5–15 Tropfen

SOLUNAT Nr. 9 Lymphatik

- Erkrankungen des Drüsensystems (besonders Lymphsystem)
- Stoffwechselstörungen (Nebenmittel von SOLUNAT Nr. 1 Alcangrol)
- Entgiftend und ausleitend über das Drüsensystem

2–3 x 5–15 Tropfen

SOLUNAT Nr. 10 Matrigen I akt.

- Aktivierung des hormonellen Regelkreises der Frau
- Mercuriell-anregende Krampflösung (Nebenmittel von SOLUNAT Nr. 4 Cerebretik und SOLUNAT Nr. 14 Polyphatik)

2–3 x 5–10 Tropfen

SOLUNAT Nr. 11 Matrigen II ret.

- Retardierung des hormonellen Regelkreises der Frau
- Stillung des „Körpersäfteflusses"; z.B. Blut und Stuhl (Nebenmittel von SOLUNAT Nr. 21 Styptik)

2–3 x 5–10 Tropfen

SOLUNAT Nr. 12 Ophthalmik

- Augenerkrankungen

2 x 3–8 Tropfen

SOLUNAT Nr. 14 Polypathik

- Sedierung von Körper, Seele und Geist
- Krampflösung; auch in akuten Fällen
- Antiödematös durch Lösung krampfbedingter Stauungen

2–3 x 5–10 Tropfen

SOLUNAT Nr. 15 Pulmonik

- Erkrankungen der Atemwege

2–3 x 5–10 Tropfen

SOLUNAT Nr. 16 Renalin

- Erkrankungen des Nieren- und Blasensystems
- Entgiftend und ausleitend über die Nieren

2–3 x 5–15 Tropfen

SOLUNAT Nr. 17 Sanguisol

- Geistig-seelisches "Lebenselixier" bzw. Tonikum („aufhellend“)
- Stärkendes Begleitmittel bei Körperschwäche (Nebenmittel von SOLUNAT Nr. 2 Aquavit)
- Stärkendes Begleitmittel bei Herz-Kreislauf- und Augenschwäche (Nebenmittel der SOLUNATE Nr. 5 Cordiak und Nr. 12 Ophthalmik)

2–3 x 5–10 Tropfen

SOLUNAT Nr. 18 Splenetik

- Abbau aller „tartarischen (verhärtend-ausfällenden) Erscheinungen“ im Sinne Paracelsus
- Schleimlösend
- Unterstützung der Milzfunktion und damit Immunstärkung
- Entzündliche und „verschleimende“ Magen-Darm-Erkrankungen (Nebenmittel von SOLUNAT Nr. 20 Stomachik II)

2–3 x 5–10 Tropfen

SOLUNAT Nr. 19 Stomachik I

- Akute, nicht-entzündliche Magen-Darm-Erkrankungen

2–3 x 5–10 Tropfen

SOLUNAT Nr. 20 Stomachik II

- Chronische, entzündliche Magen-Darm-Erkrankungen

2–3 x 5–10 Tropfen

SOLUNAT Nr. 21 Styptik

- Stillt den Fluß der Körpersäfte (adstringierend) – z.B. Blut und Stuhl
- Bei akuten Beschwerden „festigend“

2–4 x 5–15 Tropfen

SOLUNAT Nr. 22 Strumatik I

- Regulation der Schilddrüsenfunktion
- Spezialmittel gegen Kropf (neben Nr. 23 Strumatik II und Nr. 27 Struma-Salbe)

2–3 x 5–10 Tropfen

Nr. 23 Strumatik II (Pulver)*

- Spezialmittel gegen Kropf (neben SOLUNAT Nr. 22 Strumatik I und Nr. 27 Struma-Salbe)

2 x eine Messerspitze

Nr. 24 Ulcussan (Pulver)*

- Magen-Darm-Geschwüre
- Aktivierung und Heilung des sehr schwer chronisch und entzündlich gestörten Magen-Darm-Systems
- Akuter und chronischer Magen-Darmkatarrh

1–3 x ½–1 Teelöffel in ein Glas Wasser nach den Mahlzeiten

Nr. 25 Azinat-Salbe*

- Entzündliche Hautleiden

Mehrmals wöchentlich oder täglich auf den zu behandelnden Stellen

Nr. 26 Alcangrol-Salbe*

- Degenerative Hautleiden

Mehrmals wöchentlich oder täglich auf den zu behandelnden Stellen

Nr. 27 Struma-Salbe*

- Spezialmittel gegen Kropf (neben SOLUNAT Nr. 22 Strumatik I und Nr. 23 Strumatik II)

Einmal täglich auf ein Leinwandstück auftragen und über Nacht auflegen

* Bezug über: Rosenapotheke Friedberg, Ludwigstraße 3, 86316 Friedberg, www.rosenapo24.de, info@rosenapo24.de, Tel. 08 21/34 32 990 und Fax 08 21/34 32 991.

Nr. 28 Ätherische Essenz I

- Äußerliche Behandlung nervöser Leiden aller Art
- Rheumatische Beschwerden
- Anwendung als Baunscheidtöl
- Erkrankungen der Atemwege
- Haarausfall

Äußerlich zum Einreiben oder Massieren;
bei rheumatischen Störungen in Mischung: 1 Teil Nr. 28 und 2 Teile Nr. 29.

Nr. 29 Ätherische Essenz II

- Rheumatische Beschwerden
- Erkrankungen der Atemwege

Äußerlich zum Einreiben oder Massieren;
bei rheumatischen Störungen in Mischung: 1 Teil Nr. 28 und 2 Teile Nr. 29.

Nr. 30 Kombi-Set — Spagyrische Eigenbluttherapie

- Spagyrische Eigenbluttherapie zur individuellen Rhythmisierung, Immunmodulation und Umstimmungstherapie.
- Antriebssteigerung und Zunahme der körperlichen und geistigen Leistungsfähigkeit

Weitere Informationen — auch zur Dosierung — im Kompendium für Fachkreise des Laboratoriums Soluna

INDEX

29.2 Indikationen

A

B

C

D

E

F

I

J

K

R

S

T

U

V

W

Z

Literatur

Bernus, A.: Alchymie und Heilkunst, 5. Auflage, Nürnberg 1994
Laboratorium Soluna: Kompendium für Fachkreise, 3. Aufl., 2007
Laboratorium Soluna: Spagyrik in der tägl. Praxis, 1989
Laboratorium Soluna: Kompendium der Soluna-Heilmittel, 1960
Rosenapotheke Friedberg: Sonderveröffentlichung, 2007

Literaturangabe

1 Laboratorium Soluna, 1989, S.4,5,11 **2** Zur therapeutischen Charakteristik der Rezepturbestandteile vgl. Laboratorium Soluna, 2007, S.45,46 **3** Laboratorium Soluna, 1960, S.11 **4** Laboratorium Soluna, 1960, S.11 **5** Zur therapeutischen Charakteristik der Rezepturbestandteile vgl. Laboratorium Soluna, 2007, S.49-52 **6** Laboratorium Soluna, 1960, S.11 **7** Zur therapeutischen Charakteristik der Rezepturbestandteile vgl. Laboratorium Soluna, 2007, S.55 **8** Laboratorium Soluna, 1960, S.12 **9** Laboratorium Soluna, 1960, S.12 **10** Zur therapeutischen Charakteristik der Rezepturbestandteile vgl. Laboratorium Soluna, 2007, S.57 **11** Laboratorium Soluna, 1960, S.12 **12** Laboratorium Soluna, 1960, S.12 **13** Zur therapeutischen Charakteristik der Rezepturbestandteile vgl. Laboratorium Soluna, 2007, S.59,60 **14** Laboratorium Soluna, 1960, S.12 **15** Laboratorium Soluna, 1960, S.12,13 **16** Zur therapeutischen Charakteristik der Rezepturbestandteile vgl. Laboratorium Soluna, 2007, S.63 **17** Laboratorium Soluna, 1960, S.13 **18** Laboratorium Soluna, 1960, S.13 **19** Zur therapeutischen Charakteristik der Rezepturbestandteile vgl. Laboratorium Soluna, 2007, S.65 **20** Laboratorium Soluna, 1960, S.14 **21** Laboratorium Soluna, 1960, S.14 **22** Zur therapeutischen Charakteristik der Rezepturbestandteile vgl. Laboratorium Soluna, 2007, S.67,68 **23** Laboratorium Soluna, 1960, S.14 **24** Laboratorium Soluna, 1960, S.14 **25** Zur therapeutischen Charakteristik der Rezepturbestandteile vgl. Laboratorium Soluna, 2007, S.70,71 **26** Laboratorium Soluna, 1960, S.14 **27** Laboratorium Soluna, 1960, S.14 **28** Zur therapeutischen Charakteristik der Rezepturbestandteile vgl. Laboratorium Soluna, 2007, S.73 **29** Laboratorium Soluna, 1960, S.15 **30** Laboratorium Soluna, 1960, S.14 **31** Zur therapeutischen Charakteristik der Rezepturbestandteile vgl. Laboratorium Soluna, 2007, S.75,76 **32** Laboratorium Soluna, 1960, S.15 **33** Laboratorium Soluna, 1960, S.15 **34** Zur therapeutischen Charakteristik der Rezepturbestandteile vgl. Laboratorium Soluna, 2007, S.78,79 **35** Laboratorium Soluna, 1960, S.15 **36** Laboratorium Soluna, 1960, S.16 **37** Zur therapeutischen Charakteristik der Rezepturbestandteile vgl. Laboratorium Soluna, 2007, S.81 **38** Laboratorium Soluna, 1960, S.16 **39** Laboratorium Soluna, 1960, S.16 **40** Zur therapeutischen Charakteristik der Rezepturbestandteile vgl. Laboratorium Soluna, 2007, S.83,84 **41** Laboratorium Soluna, 1960, S.17 **42** Laboratorium Soluna, 1960, S.17 **43** Zur therapeutischen Charakteristik der Rezepturbestandteile vgl. Laboratorium Soluna, 2007, S.86,87 **44** Laboratorium Soluna, 1960, S.17 **45** Laboratorium Soluna, 1960, S.17 **46** Zur therapeutischen Charakteristik der Rezepturbestandteile vgl. Laboratorium Soluna, 2007, S.89,90 **47** Laboratorium Soluna, 1960, S.17,18 **48** Laboratorium Soluna, 1960, S.17,18 **49** Zur therapeutischen Charakteristik der Rezepturbestandteile vgl. Laboratorium Soluna, 2007, S.93 **50** Laboratorium Soluna, 1960, S.18 **51** Laboratorium Soluna, 1960, S.18 **52** Zur therapeutischen Charakteristik der Rezepturbestandteile vgl. Laboratorium Soluna, 2007, S.95,96 **53** Laboratorium Soluna, 1960, S.18 **54** Laboratorium Soluna, 1960, S.18 **55** Zur therapeutischen Charakteristik der Rezepturbestandteile vgl. Laboratorium Soluna, 2007, S.98,99 **56** Laboratorium Soluna, 1960, S.19 **57** Laboratorium Soluna, 1960, S.19 **58** Zur therapeutischen Charakteristik der Rezepturbestandteile vgl. Laboratorium Soluna, 2007, S.101,102 **59** Laboratorium Soluna, 1960, S.19,20 **60** Laboratorium Soluna, 1960, S.19,20 **61** Zur therapeutischen Charakteristik der Rezepturbestandteile vgl. Laboratorium Soluna, 2007, S.104 **62** Laboratorium Soluna, 1960, S.20 **63** Laboratorium Soluna, 1960, S.20 **64** Zur therapeutischen Charakteristik der Rezepturbestandteile vgl. Rosenapotheke Friedberg, 2007, zu Nr. 23 Strumatik II **65** Laboratorium Soluna, 1960, S.20 **66** Laboratorium Soluna, 1960, S.20 **67** Zur therapeutischen Charakteristik der Rezepturbestandteile vgl. Sonderveröffentlichung der Rosenapotheke Friedberg, 2007, zu Nr. 24 Ulcussan **68** Laboratorium Soluna, 1960, S.21-22 **69** Laboratorium Soluna, 1960, S.21-22 **70** Zur therapeutischen Charakteristik der Rezepturbestandteile vgl. Sonderveröffentlichung der Rosenapotheke Friedberg, 2007, zu Nr. 25 Azinat-Salbe **71** Laboratorium Soluna, 1960, S.23 **72** Laboratorium Soluna, 1960, S.23 **73** Zur therapeutischen Charakteristik der Rezepturbestandteile vgl. Sonderveröffentlichung der Rosenapotheke Friedberg, 2007, zu Nr. 26 Alcangrol-Salbe **74** Laboratorium Soluna, 1960, S.23 **75** Laboratorium Soluna, 1960, S.23 **76** Zur therapeutischen Charakteristik der Rezepturbestandteile vgl. Sonderveröffentlichung der Rosenapotheke Friedberg, 2007, zu Nr. 27 Struma-Salbe **77** Laboratorium Soluna, 1960, S.24 **78** Laboratorium Soluna, 1960, S.24 **79** Zur therapeutischen Charakteristik der Rezepturbestandteile vgl. Laboratorium Soluna, 2007, S.104,105 **80** Laboratorium Soluna, 1960, S.24-25 **81** Laboratorium Soluna, 1960, S.24-25 **82** Zur therapeutischen Charakteristik der Rezepturbestandteile vgl. Laboratorium Soluna, 2007, S.106 **83** Laboratorium Soluna, 1960, S.25 **84** Laboratorium Soluna, 1960, S.25 85 Bernus, A., 1994, S. 343 **86** Laboratorium Soluna, 1989, S.12 **87** Laboratorium Soluna, 1989, S.11,12 **88** Bernus, A., 1994, S.343 **89** Laboratorium Soluna, 1960, S.34.